AF457250

MEMOIRE

PRÉSENTÉ

AU ROY

PAR SON PREMIER CHIRURGIEN;

OÙ L'ON EXPOSE

La sagesse de l'ancienne Législation sur l'état de la Chirurgie en France, confirmée par la Déclaration de 1743.

A PARIS,
Chez DELAGUETTE, Imprimeur DE L'ACADEMIE ROYALE DE CHIRURGIE, rue S. Jacques, à l'Olivier.

M. DCC. XLIX.

AU ROY.

IRE,

Les Adverſaires de la Chirurgie ont tâché de couvrir de tant de nuages l'état de la queſtion qui pend à juger entre les Médecins & les Chirurgiens ; que je me crois obligé, moins encore pour mon honneur, que pour le bien public, d'expoſer à Votre Majesté les vrais principes de cette cauſe. En vain SIRE, on a employé toutes les couleurs, pour donner quelqu'apparence de réalité à ce qu'on a allegué contre les Chirurgiens : la vérité ſimple & naïve diſſipera toutes ces illuſions. Sujet, je dois la vérité à mon Souverain : Citoyen, je la dois au pere de la Patrie ; & j'oſe proteſter que dépouillé de tout intérêt perſonnel, je n'employerai qu'elle, & qu'elle ſeule. Le reſpect que je dois au Thrône m'impoſe cette loi ; mais, SIRE, indépendamment de tous mes devoirs, je la trouve ſi bien écrite dans mes propres ſentimens, que je n'ai beſoin d'aucun autre motif pour m'empêcher de m'en écarter.

Le point capital qui ſe préſente à juger dans cette affaire, c'eſt de ſçavoir ſi les Médecins ſont en droit de prétendre aſſiſter à la réception des Chirurgiens. Cette queſtion qui ſemble d'abord n'offrir qu'un intérêt aſſez frivole, renferme une autre queſtion plus intéreſſante. Si les Médecins demandent le droit d'aſſiſtance au dernier examen des Chirurgiens, c'eſt parce qu'ils croyent avoir celui de diriger ces mêmes Chirurgiens dans les fonctions de leur Art. C'eſt ſur ce droit prétendu qu'ils veulent fonder celui d'aſſiſter aux examens des Chirurgiens, & d'approuver ou d'improuver la réception qui en ſera faite. Toutes les autres queſtions ne ſont que des queſtions incidentes, dont on a mal-à-propos embarraſſé cette cauſe, & dont le ſacrifice coutera peu aux Chirurgiens.

Avant que d'entrer dans la diſcuſſion, il s'agit de conſtater les qualités des parties qui conteſtent. D'une part ce ſont les Docteurs de la Faculté de Médecine de Paris : d'autre part ce ſont les Chirurgiens, non ces Chirurgiens manœuvres & dégradés par la Barberie, mais ces Chirurgiens rappellés par VOTRE MAJESTÉ aux honneurs des Lettres, ces Chirurgiens maîtres de la Théorie comme de la pratique de leur Art. Tout ſe réduit donc à ce point unique, ſçavoir ſi les Médecins ont droit, ou prétexte, pour prétendre à la direction de pareils Chirurgiens.

Pour décider cette queſtion, j'oſe avancer d'abord comme un principe inconteſtable, que la Théorie ou la Science de la Chirurgie, n'eſt autre choſe que la Théorie & la Science de la Médecine même ; c'eſt-à-dire, qu'il n'y a pas deux Théories, dont l'une ſoit la Théorie du Médecin, & l'autre la Théorie du Chirurgien. Le Chirurgien, ou le Médecin des maladies extérieures, ne doit ignorer rien de ce que sçait, ou doit sçavoir le Médecin Physicien, ou le Médecin des maladies internes : ce qui est vrai du Chirurgien par rapport au Médecin, l'est réciproquement du Médecin par rapport au Chirurgien : c'est-à-dire, que ce qui constitue la Théorie du Chirurgien, doit être sçu très-exactement par le Médecin. (J'en excepte toutefois le détail du manuel des opérations.) Ainsi la Théorie, ou la Science du Médecin & du Chirurgien, ne forment pas deux Théories ou deux Sciences ; mais une Théorie unique, une Théorie indivisible dans ses parties, qui ne peut-être ni sçue, ni appliquée qu'autant que l'on en possede la totalité. Mais si cela est, comment la Médecine & la Chirurgie sont-elles distinguées entr'elles, & d'où prendra-t-on la différence qui les discerne ? Ce sera uniquement de leur exercice ; ou pour parler plus clairement, ce sera seulement des différentes classes de maladies sur lesquelles chacune d'elles s'exerce. Celle-ci, je veux dire la Chirurgie, possede toutes les connoissances dont l'assemblage forme la Science qui nous apprend à guérir ; mais elle n'applique cette Science qu'aux maladies extérieures : L'autre, c'est-à-dire, la Médecine, la possede également cette Science, mais elle n'en fait l'application qu'aux maladies intérieures : de sorte que ce n'est pas la Science qui est divisée ; mais seulement l'Exercice. Et comment pourroit-on penser que les Théories de ces deux Arts fussent différentes ? Qu'on envisage leur objet ; & l'erreur, s'il pouvoit y en avoir, sera bien-tôt dissipée.

Les maladies extérieures sont l'objet de la Chirurgie ; les maladies internes sont celui de la Médecine. En quoi different ces objets ? Est-ce par l'importance ? Non, ils sont également intéressans pour la vie des hommes : on périt également d'un ulcére, d'un cancer extérieur, comme on périt d'un ulcére, d'un cancer interne. Est-ce par les indications ? Elles sont parfaitement les mêmes : un mot va bien-tôt nous le démontrer. Seroit-ce donc par les moyens de curation? Non encore une fois, la Diette, la Pharmacie, & les Opérations de la main, sont les seuls moyens que la Médecine puisse employer: mais la Chirurgie fait usage de ces mêmes moyens ; & a un droit égal de les mettre en œuvre pour la guérison des maladies de son ressort. Il n'est qu'une différence que je remarquerai en passant : c'est que, par rapport aux opérations qui sont nécessaires dans les maladies extérieures, le Chirugien est son propre ministre ; au lieu que le Médecin, qui ignore l'Art des opérations, a besoin d'une autre main que la sienne, c'est-à-dire, de celle du Chirurgien, lorsque les maladies internes exigent des opérations. Ce que je viens d'avancer est incontestable : un seul mot, je l'ai déja dit, suffit pour le démontrer. Les maladies internes ou externes sont essentiellement les mêmes, & elles ne différent en rien que par leur position. Celles-ci paroissent à l'extérieur, les autres plus profondément cachées, ne se présentent point aux yeux de la même maniere : mais du reste, il est incontestable que tout est égal pour la Nature, pour les Conséquences, pour les Indications, & pour les moyens de Curation. Par tout il s'agit de rétablir l'équilibre rompu entre les solides & les fluides ; de modérer ou de hâter l'oscillation des vaisseaux ; de réparer toutes les brêches qui seroient faites aux solides ; d'altérer ou d'évacuer les humeurs qui seroient vicieuses.

Nos Adversaires auroient mauvaise grace de contester ces principes. S'ils refusoient de les admettre, l'évidence s'éleveroit contr'eux. Mais ils en ont fait eux-mêmes la base de leurs prétendus droits sur la Chirurgie ; ainsi ils ne seroient plus recevables aujourd'hui à les nier.

Si la Théorie de la Chirurgie & de la Médecine, sont la même chose, il ne s'ensuit pas de-là, SIRE, que le Médecin & le Chirurgien soient des êtres que l'on puisse, ou que l'on doive confondre : rien ne seroit si éloigné de la vérité qu'une pareille idée. La Théorie de la Médecine & de la Chirurgie, ne font qu'une même Théorie : c'eſt toujours l'aſſemblage de toutes les obſervations, de toutes les régles, de tous les préceptes qui nous apprennent à guérir. Un homme donc qu'on ſuppoſera pourvû de toutes ces connoiſſances, mais en qui on ne ſuppoſera rien de plus, qu'eſt-il ? Eſt-il Chirurgien ou Médecin ? Il n'eſt ni l'un ni l'autre : il eſt capable de devenir ce qu'il voudra par les voyes dont je vais parler ; mais certainement juſqu'alors il ne ſera ni Médecin, ni Chirurgien. Que faut-il donc encore, outre l'acquiſition de la Science qui nous apprend à guérir ? Il faut, ſi on veut former un Médecin, l'habileté d'appliquer les régles de cette Science aux maladies internes ; & ſi on veut faire un Chirurgien, il faut de même qu'il acquierre l'habitude, la facilité, l'habileté d'appliquer auſſi ces mêmes régles aux maladies extérieures. De ſorte que le Chirurgien & le Médecin ne différent point par la Science : elle eſt la même dans chacun d'eux ; mais celui-ci, pour le répeter encore, a l'habileté d'appliquer les régles aux maladies intérieures, & voilà ce qui le fait Médecin : l'autre a l'habileté de les appliquer aux maladies externes, & voilà ce qui le fait Chirurgien.

La Science ne donne pas cette habileté pour l'application des régles, elle dicte ſimplement ces régles, & voilà tout. C'eſt par l'exercice qu'on apprend à les appliquer, & par l'exercice ſous un Maître inſtruit dans la pratique. Il faut qu'un Médecin Praticien montre à ſon Eleve par des exemples ſoumis aux yeux, les cas différens qui exigent l'application de telle ou telle régle. Il faut qu'il lui diſe : » Touchez ce poulx, examinez-en la cé» lérité, la fréquence ; ſentez cette chaleur, ce dégré de » vivacité, cette ardeur ; voyez ces excrétions, examinez » leur conſiſtance, leur couleur, leur quantité, &c. Car il » n'eſt point de détail qu'on doive regarder comme bas ou » petit, quand il s'agit de la conſervation des hommes. » Voyez encore une fois, examinez bien : c'eſt ici le cas de

» l'application de telle ou de telle régle, dont la Science » vous inftruit. Les cas en impofent par leur reffemblance, » & ce ne fera qu'à force de voir, de fentir, de comparer, » que vous pourrez en difcerner les différences. N'attendez » pas qu'aucune lecture puiffe vous difpenfer de cette né» ceffité; aucune defcription ne peut fuppléer aux con» noiffances que la feule habitude de fentir peut donner.

Ce n'eft qu'au même prix qu'un homme deftiné à la Chirurgie, acquerra de l'habileté dans fon Art. Il faut que, par un exercice de plufieurs années fous des Praticiens éclairés, il apprenne à en difcerner les objets; qu'il parvienne, à force de fentir & de toucher, à connoître bien le caractére, la forme, la pofition, enfin toutes les déterminations qui caractérifent une maladie, plutôt qu'une autre; qu'il acquierre enfin l'habitude de reconnoître, pour ainfi dire, ces maux au premier afpect; de maniere qu'un coup d'œil fuffife pour lui faire faifir fon objet, pour le lui faire difcerner de tout autre, & pour foumettre à fes yeux le cas de l'application de telle régle, plutôt que de telle autre. Je le repéte, ce n'eft que par-là qu'un Chirurgien peut fe former dans fon Art. L'Etude lui a valu la Science; mais il ne peut acquerir l'Art ou l'Habitude de l'application des régles, qu'en voyant & revoyant les objets; en tâtant, en fondant, en comparant: c'eft en un mot une habitude des fens qu'il faut acquerir; & ce n'eft que par l'ufage de ces mêmes fens qu'elle peut être acquife. C'eft auffi la raifon des fages régles que vos loix, SIRE, ont établies. Un Chirurgien ne peut fe préfenter à la licence, qu'après fix années d'exercice fous les plus fameux Maîtres; ou du moins après quatre années, non de fimple fréquentation dans les Hôpitaux, mais de Services affidus dans ces Hôpitaux mêmes. Heureufe la Médecine, & plus heureux encore les Citoyens, fi les loix avoient pris les mêmes précautions pour les Eleves en Médecine!

Maintenant, SIRE, à quel titre les Médecins demanderoient-ils le droit de diriger un Chirurgien fçavant

vant dans la Théorie, & parfaitement inſtruit, par un long exercice, de toutes les connoiſſances qui peuvent le rendre habile dans l'Art d'appliquer les régles ? Je ne vois dans le Médecin que la Science de guérir, & l'habileté acquiſe par un long exercice pour la cure des maladies intérieures ; comme je vois dans le Chirurgien, la même Science, avec l'habileté, ou l'habitude de l'application des régles aux maux extérieurs, acquiſe par la même voie, c'eſt-à-dire, par l'exercice. Soyez auſſi grand Médecin qu'il vous plaira ; à raiſon de quoi prétendriez-vous me diriger dans les fonctions de mon Art ? Eſt-ce à raiſon de la Science ? Mais je la poſſéde comme vous. Eſt-ce à raiſon de l'habileté que l'exercice ſeul peut donner ? Vous n'en avez aucune ; jamais Maître ne vous initia dans la pratique de la Chirurgie, & par conſéquent, il eſt impoſſible que vous ayiez le moindre degré d'habileté dans cet Art ; lorſqu'aucontraire je dois être préſumé, par ma pratique dans cet Art même, auſſi habile, auſſi conſommé que la foibleſſe humaine peut le comporter. Voilà donc notre ſeule différence : Vous manquez de toute habileté dans mon Art, lorſqu'au contraire cette habileté fait mon partage ; & vous prétendez me diriger ? J'en appelle, au ſens commun. Fut-il jamais de prétention auſſi peu ſage ? Il me ſemble entendre ici deux Pilotes inſtruits parfaitement dans l'Aſtronomie, dans l'Hydrographie, dans les parties des Mathématiques qui éclairent la manœuvre des vaiſſeaux, & qui tous les deux ont été également formés ſous d'habiles Maîtres ; mais l'un ſur les ſeules Mers du midi, & l'autre ſur les ſeules Mers du nord. Il n'eſt ni Plages, ni Bords, ni Rades, ni Ports, ni Fonds, ni Ecueils, ni Courants, qui ne ſoient connus à chacun d'eux, mais dans les ſeules Mers qu'ils ont frequentées. Que diroit-on du Pilote Navigateur dans les Mers du midi, s'il vouloit arracher le gouvernail au Pilote non moins ſçavant, non moins expert que lui dans les Mers du nord ? La réponſe que celui-ci lui feroit, ne feroit-elle pas précifément celle que le Chirurgien fait au Médecin. A raifon dequoi prétendez-vous me gouverner, me conduire dans des routes qui vous font inconnues, & que je connois fi bien? Eft-ce à raifon de vos connoiffances dans la Théorie? Mais elles font mon partage, comme elles font le vôtre. Eft-ce à raifon des connoiffances que vous avez acquifes par l'expérience? Vous n'en avez aucune ; puifque vous n'avez aucune pratique de ces maladies, où ma longue expérience m'a acquis toute l'habileté dont vous manquez.

Je ne pouffe point le parallele plus loin ; mais je le crois affez fenfible, affez frappant, pour diffiper tous les préjugés, toutes les illufions fur lefquelles les Médecins prétendent fonder leur droit de direction dans les maladies qui font l'objet de notre Art. Pilotes fans expérience, ils veulent nous arracher la bouffole & nous conduire dans des routes dont la connoiffance fit toujours l'objet de notre application, & qui leur font parfaitement inconnues. Cette prétention paroît fi finguliere, que je la crois infoutenable auprès de toute perfonne capable de quelques réflexions.

A tout ceci, que repliqueront les Médecins? Qu'il eft effentiel que nous nous appliquions aux opérations ; que ce devoir, parce qu'il emporte, dit-on, le foin de toute la vie, exclut néceffairement les Etudes par lefquelles nous pourrions nous rendre maîtres de la Théorie de notre Art. Eft-il poffible, SIRE, qu'on fe flatte d'en impofer ainfi à Vôtre Confeil! Qu'eft-ce donc que ces Opérations, dont on groffit jufqu'à ce point les difficultés. Il en eft de deux fortes : les unes non décrites, & celles-ci font le fond le plus riche de la Chirurgie : elles ne furent jamais l'objet de l'imitation ou de l'habitude ; elles dépendent entiérement du génie, du fçavoir ; & fi elles fuppofent outre les connoiffances Anatomiques qui font la bafe des deux Profeffions, fi elles fuppofent, dis-je, quelqu'habileté de la main, c'est celle qui se borne à sçavoir emporter avec des Ciseaux sans mâcher ; à sçavoir couper avec un Bistoury, sans déchirer. Faut-il une longue application pour acquerir une telle habitude ? Je soutiens que pour l'homme le plus grossier, c'est le fruit de l'exercice de quelques heures. Quant aux opérations décrites qu'on peut seul exercer sur des cadavres, & qui ne consistent que dans l'imitation de quelques mouvemens méchaniques, où tout est désigné, où tout est prescrit, où la main de l'Opérateur toujours conduite par des limites certaines ne sçauroit s'égarer ; je dis qu'on peut les apprendre & les sçavoir faire toutes en moins de deux fois vingt-quatre heures. * On voit chaque jour des manœuvres grossiers, des pâtres, en faire de beaucoup plus délicates sur les animaux, sans avoir acheté cette habitude, cette habileté, par un travail équivalent à l'emploi d'une journée.

Ce qui doit remplir le tems du Chirurgien, ce n'est donc point l'étude que demandent les Opérations. C'est celle qui doit lui apprendre à en éviter la nécessité, quand cela se peut. C'est celle qu'il lui faut pour sçavoir en prévenir les inconvéniens, & y remédier lorsqu'ils surviennent malgré les précautions. Enfin c'est celle qui lui est nécessaire pour apprendre la Cure de toutes les maladies Chirurgicales, qui peuvent & qui doivent se guérir sans Opérations, par les autres voyes où le Chirurgien a plein droit. Voilà les connoissances dont le Chirurgien doit se rendre maître par l'étude de toute sa vie ; & le seul tems qu'il lui soit permis de dérober à cette étude, c'est celui de l'exercice sous les Maîtres, celui d'un noviciat de pratique, par lequel il puisse acquerir l'habileté d'appliquer les connoissances qu'il a puisées dans l'étude. Je me contente d'indiquer ces vérités en passant, parce qu'elles sont si pleinement démontrées dans l'Ouvrage intitulé, *Examen impartial*, &c. qu'il est impossible qu'on puisse trouver des

* On n'entend parler ici précisément que du tems nécessaire pour apprendre le manuel des opérations, lorsqu'on est instruit de toutes les circonstances qu'il faut observer dans leur exercice.

prétextes au doute; & que je défie les Médecins de pouvoir repliquer à la démonstration de ces vérités : Qu'il me soit permis de reprendre l'objection de nos Adversaires.

Il est impossible, disent-ils, que nous puissions allier les connoissances de la Théorie, avec l'Application nécessaire pour acquerir l'habileté pour l'Opération. Et pourquoi serions nous inférieurs aux *Parés*, aux *Herys*, &c? Mais ces noms si chers à la Chirurgie Françoise sont réprouvés par les Médecins. Ayons donc recours à d'autres exemples, à des exemples qu'ils n'oseront désavouer. Pourquoi ne pourrions-nous pas ce qu'ont pû les *Magatus*, les *Hildanus*, les *Fabricius*, les *Vigo*, les *Carpi*, &c? Il est constant que ces hommes fameux joignirent la plus grande habileté dans les Opérations au plus profond sçavoir. Pourquoi encore une fois ne pourrions-nous pas ce qu'ils ont pû ? A cela les Médecins répondent que ces Chirurgiens si distingués étoient Médecins. Mais que signifie cette réponse? Veut-on dire qu'ils eurent le simple titre de Médecins? Mais quelle différence physique emporte un simple titre? Veut-on donc faire entendre, & c'est, SIRE, le vrai sens de nos Adversaires; veut-on faire entendre que ces grands Hommes furent non-seulement dévoués à la Chirurgie, mais encore à la Médecine, & qu'ils furent par état Médecins comme Chirurgiens? Mais les Médecins seront-ils toujours inconséquens? Et que pourroient-ils dire de mieux pour détruire leur propre objection? Prenant droit de la réponse des Médecins, il est constant que l'on vit dans ces Maîtres fameux ces trois choses alliées. 1°. L'étude de la Science, ou Théorie; 2°. L'exercice néceſſaire pour exécuter ou diriger l'exécution de toutes les Opérations Chirurgicales; enfin la pratique Médicale non moins nécessaire pour former des Maîtres habiles dans l'Art de traiter les maladies internes. Mais s'ils ont suffi à l'acquisition de ces trois choses; comment est-il possible que l'on soutienne que nous ne sçaurions suffire à l'acquisition de deux? Quoi! parce qu'ils auront pû le plus, nous ne pourrons pas le moins? La Nature nous auroit-elle donc refusé la mesure des talens ordinaires, ou en auroit-elle accordé à ces Médecins-Chirurgiens d'infiniment supérieurs à ceux qui sont le partage des autres Hommes? Auroient-ils été en un mot les élus de la Nature, & n'en serions-nous que le vil rebut? Les Médecins se flateroient-ils de faire écouter une prévention aussi peu raisonnable!

Mais, cette Objection invinciblement résutée, quelle sera leur ressource? Diront-ils qu'il n'est point de Législation qui nous donne droit à la Théorie de notre Art: ou que s'il est des Loix qui nous l'aient accordée, ces Loix sont peu sages? Dans le premier cas nous répondons, SIRE, par cette foule de Loix émanées des Rois vos Prédecesseurs: nous répondons par votre Ordonnance de 1743. nous répondons par vos dernieres Lettres Patentes en faveur de l'Académie de Chirurgie; Lettres Patentes confirmatives de votre Déclaration, qui confirme elle-même, de la maniere la plus expresse, l'ancienne Législation pour la Chirurgie. Car, SIRE, pourquoi VOTRE MAJESTÉ nous enjoint-elle l'étude des Humanités, de la Philosophie; si ce n'est pour nous rendre Maîtres dans la théorie de notre Art? Sans ce point de vûe, est-ce à des hommes destinés à n'être que de simples Artisans, de vils Manœuvres, que VOTRE MAJESTÉ auroit imposé une pareille obligation? Quelle association! Mais est-il besoin de raisonner quand VOTRE MAJESTÉ s'explique en des termes aussi formels. Les voici ces termes.

» L'Expérience ayant fait voir combien il étoit à désirer » que, dans une Ecole aussi célebre que celle des Chirur- » giens de S. Côme, on n'admît que des Sujets qui eussent » *étudié à fond les principes* d'un Art dont le véritable ob- » jet est de chercher dans la pratique *précédée de la Théo-* » *rie*, les régles les plus sûres qui puissent résulter des » observations & des expériences; & comme peu d'Es- » prits sont assez favorisés de la nature, pour pouvoir faire » de grands progrès dans une carriere si pénible, sans y » être *éclairés par les Ouvrages des Maîtres de l'Art*, qui » sont la plupart écrits en Latin, & *sans avoir acquis l'ha-*

» *bitude de méditer & de former des raisonnemens justes* » *par l'étude de la Philosophie*, &c. Voulons & nous » plaît ce qui suit : *Article premier.* Aucun de ceux qui » se destinent à la Profession de la Chirurgie, ne pourra » à l'avenir, & à compter du jour de l'enregistrement de » notre présente Déclaration, être reçu Maître en Chi- » rurgie pour l'exercer dans Notre bonne Ville & Faux- » bourgs de Paris, s'il n'a obtenu le Grade de Maître- » ès-Arts dans quelqu'une des Universités approuvées de » notre Royaume, &c.

Il est donc incontestable, SIRE, qu'une Législation irrévocable nous a donné tout droit à la théorie de notre Art. Mais c'est cette même Législation que nos Adversaires osent enfin attaquer. Voilà où les conduit le désespoir de leur Cause. Il est heureux quand on n'a, pour faire triompher ses droits, qu'à justifier la sagesse des Loix de son Souverain. C'est ce que je vais faire, SIRE, consolé de la nécessité où me mettent nos Adversaires, par le plaisir de faire éclater les vûes profondes de VOTRE MAJESTÉ, & la souveraine prudence de ses dispositions.

Avant que d'aller plus loin, il est important, SIRE, que je présente aux yeux de VOTRE MAJESTÉ les révolutions différentes de la Chirurgie. On l'a vûe dans trois états différens, & les seuls qui étoient possibles pour elle. De ces trois états, deux ont été communs à toutes les Nations étrangeres, & le troisiéme a été particulier à votre Royaume.

Le premier état, SIRE, de la Chirurgie, celui qui fixe nos yeux, comme le plus éclatant, du moins chez les Nations étrangeres ; ce fut celui où le même Art se trouva après la renaissance des Lettres dans l'Europe. Quand les connoissances des Langues eurent ouvert les Trésors des Grecs & des Latins, il se forma d'excellens Hommes dans toutes les Nations & dans tous les Genres. Mais ce qu'il y eut de particulier par rapport à la Chirurgie, sur-tout dans l'Italie & dans l'Allemagne, c'est que cette Science fut cultivée & exercée par les mêmes Hommes qui cultiverent & qui exercerent la Médecine : de sorte que l'on vit dans les mêmes Sçavans, & des Chirurgiens admirables, & de très-grands Médecins. Ce furent-là les beaux jours de la Chirurgie pour l'Italie & pour l'Allemagne. C'est à ce tems que nous devons rapporter cette foule d'Hommes illustres, dont les Ouvrages feront à jamais le soutien & l'honneur de l'une & de l'autre Médecine. Mais, SIRE, quel tems de nuage & d'obscurité suivit ce premier tems ! La disposition des Loix avoient favorisé chez les Nations dont je viens de parler, la liberté d'unir dans les mêmes Hommes la Profession des deux Arts ; & ce fut cette liberté même qui causa la chûte de la Chirurgie, dans les Nations où elle avoit triomphé avec tant d'avantages.

Il n'est pas difficile de faire sentir ce qui produisit cette décadence. Les mêmes Hommes, les mêmes Sçavans, comme je l'ai déja dit, pouvoient s'appliquer indifféremment à la culture de la Médecine & de la Chirurgie. Mais les dehors de la Chirurgie ne sont pas attrayans ; ils rebutent la délicatesse. D'ailleurs, hors les tems de guerre, cet Art n'exerce presque les fonctions qui lui sont propres que sur le Peuple : ce qui n'ammorce ni la cupidité ni l'ambition, qui ne trouvent leur avantage que dans le commerce avec les riches & les grands. Par ces motifs, les Sçavans, Maîtres de l'un & l'autre Art, abandonnerent l'exercice de la Chirurgie. Les maladies médicales sont les compagnes ordinaires des richesses & des grandeurs : & d'ailleurs elles n'offrent rien qui comme les maladies chirurgicales, en éloigne les personnes trop délicates ou trop sensibles. Ce fut, encore une fois, par ces raisons, que ces Hommes illustres, Médecins & Chirurgiens tout à la fois, abandonnerent les fonctions de la Chirurgie, pour n'exercer plus que celles de la Médecine.

Cet abandon donna lieu au second état de la Chirurgie. Les Médecins-Chirurgiens en quittant l'exercice de notre Art, retinrent le droit de le diriger ; & commirent aux Barbiers les fonctions, les opérations de la Chirurgie, & l'application de tous les remedes chirurgiques.

Alors le Chirurgien ne fut plus un ſeul homme & unique : ce fut le compoſé monſtrueux de deux individus : du Médecin, qui s'arrogeoit excluſivement le droit de la Science, & conſéquemment celui de diriger : & du Chirurgien manœuvre, à qui on abandonnoit le manuel des opérations.

Les premiers momens, SIRE, de cette diviſion de la Science d'avec l'Art d'opérer, n'en firent pas ſentir tout le malheur. Les grands Maîtres, qui avoient exercé la Médecine comme la Chirurgie, vivoient encore ; & l'habileté qu'ils s'étoient acquiſe, ſuffiſoit pour diriger l'Automate, ou le manœuvre Chirurgien. Mais à peine cette race *Hypocratique* (*a*) fut-elle éteinte, qu'on n'eut plus, dans les Médecins qui ſuccéderent, & qui jamais n'exercerent la Chirurgie, ni n'acquirent aucune habileté dans cet Art, qu'on n'eût plus, dans ces Médecins ſucceſſeurs des premiers, que des guides non-ſeulement inſuffiſans, mais parfaitement inutiles. Deslors les progrès de la Chirurgie furent non-ſeulement arrêtés, mais l'Art fut preſque éteint ; il n'en reſta, pour ainſi dire, que le nom. On ceſſa de voir tout exemple de ces brillantes, de ces efficaces opérations, qui du régne des premiers Médecins, avoient ſauvé la vie à tant d'Hommes (*b*). De-là, cette peinture ſi vive que fait *Magatus* du malheur de tant d'infortunés Citoyens, qui ſe trouvoient abandonnés ſans reſſource, lorſqu'autrefois l'Art auroit pû les ſauver. Mais que pouvoient-ils en eſpérer dans cette ſituation ? Le Chirurgien n'oſoit ſe déterminer à opérer, parce qu'il étoit ſans lumieres : le Médecin n'oſoit

(*a*) C'eſt l'expreſſion de Fallope.

(*b*) Ce malheur fut la ſuite néceſſaire de la diviſion de la Théorie d'avec la Pratique. Mais cette ſéparation ne fut introduite par aucune Loi, & aucune Nation n'a à ſe laver de l'ignominie de l'avoir ordonnée. Il eſt vrai que l'imperfection des Loix en fournit l'occaſion, par la liberté qu'elles laiſſerent aux mêmes Sçavans d'exercer la Chirurgie & la Médecine ; mais encore une fois cette malheureuſe diviſion ne fut preſcrite par aucune Loi.

prendre

prendre fur lui d'ordonner, parce qu'il étoit fans habileté dans ce genre. L'abandon étoit le feul parti qui reftât, & la prudence elle-même n'en permettoit point d'autre.

Je me figure, SIRE, un aveugle né, qui par le fecours d'une opération de notre Art, commenceroit à jouir de la lumiere, & qui, dans cet inftant entreprendroit de conduire un autre aveugle moins heureux que lui, fur une route bordée par tout de précipices, par tout femée de pierres d'achoppement, où le moindre faux pas eft à craindre, & fait tomber dans l'abîme. Quel guide qu'un pareil conducteur! Il a des yeux, mais, faute d'être inftruit par l'expérience il ne connoît, ne difcerne, ni diftance ni grandeur d'objet : tout l'éblouit, tout peut lui donner le change & le tromper. Voilà l'image du Médecin fçavant, mais qui n'a aucun exercice de l'Art. La Science qu'il poffede, voilà fes yeux : mais faute d'expérience, fes yeux ne difcernent, ne voyent rien. Ofera-t'il conduire un Manœuvre aveugle, un Chirurgien dénué de Science, dans les routes périlleufes de la Chirurgie? Ce feroit inconteftablement la plus grande des témérités. Mais le Chirurgien feroit-il moins téméraire fi, auffi dépourvû des lumieres du fçavoir que l'autre l'eft d'expérience, il ofoit entreprendre de fon chef une opération pleine de danger, & d'un danger qui n'intéreffe rien moins que la vie? Il eft évident que ce feroit, de part & d'autre, une égale audace; & qu'à confulter les Loix de la prudence, comme celles de l'humanité, il ne refteroit d'autre parti à prendre pour chacun d'eux, que celui d'une inaction parfaite; puifqu'enfin il eft clair qu'il vaudroit cent fois mieux livrer le malade à fon trifte fort, que d'accroître les maux qu'il fouffre & les périls qu'il court, en le foumettant aux tortures d'une opération entreprife par un aveugle, & conduite par un guide dénué de toute habileté. Après cela, doit-on être furpris que la funefte divifion de la Théorie de l'Art d'avec la Pratique, ait conduit dans l'Italie & dans l'Allemagne, à la ceffation de tout ufage de nos opérations; & ait fait ainfi tomber dans la nuit profonde de l'oubli ces ressources efficaces de notre Art. (*a*)

Aurions-nous à craindre de voir renaître ces tems funestes ! Les Médecins Italiens & Allemans furent ce que sont les Médecins d'aujourd'hui. On veut nous rendre ce que furent alors les Chirurgiens de ces Nations, de simples ouvriers, de vils manœuvres, privés de toute lumiere. Quelle Divinité favorable préviendra la chûte de la Chirurgie en France ? Ce sera son Auguste Souverain, qui, par ses irrévocables Loix, a confirmé la seule Législation qui pouvoit sauver la Chirurgie du naufrage (*b*) : Cette Législation, SIRE, est celle de vos Augustes

(*a*) Il est étonnant que les Loix postérieures n'ayent pas remédié à ces maux. La séparation de la Théorie d'avec la Pratique en étoit la source. Mais l'abus étoit introduit, il persista. L'inconvénient fut envain connu par les Médecins mêmes ; & comment auroient-ils pû le méconnoître. L'ambition d'avoir des esclaves dans ceux à qui ils avoient confié les opérations, les engagea à soutenir le parti que la délicatesse, que la vanité, que la soif des richesses leur avoit fait prendre ; ainsi il n'y avoit pas à revenir. L'abus, encore une fois, persista, & par laps du tems, ce même abus ayant pris toute l'autorité de l'usage, il en imposa sous ce masque, & il fut regardé comme la Loi même, que les mœurs des Nations avoient introduite. Comment étoit-il donc possible que les Législateurs postérieurs, prévenus de ces idées, allassent jusqu'à la racine du mal ? Aussi se contenterent-ils de prescrire aux Ouvriers aveugles qui étoient chargés de la manœuvre de l'Art, le devoir de se guider par ceux dont la lumiere étoit le partage. Les Loix qu'ils publierent aggraverent même les peines contre la témérité de ceux d'entre ces Ouvriers qui oseroient tenter quelque chose d'important dans l'Art, sans le conseil de ceux qui devoient guider, c'est-à-dire, des Médecins. Mais avec toutes ces précautions ces Loix ne firent rien, parce qu'elles ne suppléerent point, & qu'elles ne purent suppléer à l'habileté qui manquoit à ces Médecins mêmes.

(*b*) Qu'on se souvienne que la premiere Législation des Italiens & des Allemans laissa introduire l'abus ; c'est-à-dire la division de la Théorie d'avec la Pratique ; & que malgré les inconvéniens qui suivirent cette séparation, les sanctions des Loix postérieures ne remédierent à rien, comme on l'a observé dans la Note précédente.

Prédéceſſeurs. Ils n'attendirent pas la renaiſſance des Lettres pour donner à la Chirurgie le ſeul état qui pouvoit la conſerver. Cet état eſt le troiſiéme où la Chirurgie s'eſt vûe, & qui, juſqu'à nos jours, ne fut connu que de la France.

Long-tems avant le Regne de *François I.* la Chirurgie faiſoit un Corps ſçavant, mais uniquement occupé à la culture de la Chirurgie. Les Membres de ce Corps poſſédoient ſans doute la totalité de la Science qui nous apprend à guérir ; ils poſſédoient parfaitement la Théorie de leur Art (il n'eſt pas deux Théories dans l'Art de guérir) ils étoient Sçavans comme les premiers Chirurgiens Allemans & Italiens ; mais ils n'étoient autoriſés par la Loi, qu'à faire l'application des régles de cette Science ſur les maladies extérieures, & nullement ſur les maladies internes, qui faiſoient le partage des Phyſiciens ou Médecins. De ſorte, SIRE, qu'ils n'avoient point la liberté d'abandonner la Chirurgie pour s'appliquer à la Médecine ; & voilà le point capital en quoi différa la Légiſlation Françoiſe de la Légiſlation Italienne & Allemande. Qui l'auroit cru, SIRE, qu'une auſſi ſage diſpoſition de nos Loix n'auroit point prévenu à jamais la chûte de la Chirurgie ? La Science étoit liée à l'Art par des nœuds qui ſembloient indiſſolubles, & c'eſt ce qui paroiſſoit prévenir le triſte état de la Chirurgie dont j'ai parlé. D'une autre part, la Science étoit bornée chez le Chirurgien à la culture de ſon Art : la vanité, l'ambition, ou l'intérêt, ne pouvoient plus le divertir pour tourner ailleurs ſon application. La Loi Françoiſe, plus ſage que les Loix Italienne & Allemande l'avoit fixé à la culture de la ſeule Chirurgie, lorſqu'au contraire les Loix étrangeres, laiſſoient aux Sçavans dans l'Art de guérir la liberté de pratiquer indifféremment, comme il leur plaiſoit, la Chirurgie ou la Médecine.

Tout ſembloit donc prévû, toute ſource de déſordre ſembloit coupée dans ſa racine. Mais, SIRE, la ſageſſe des Loix peut-elle prévenir les effets des paſſions &

les tours qu'elles peuvent prendre ? La Chirurgie tomba en France ; & voici par quels degrés elle fut conduite, ou peu s'en fallut, dans le même état de décadence où l'on la vit en Italie & en Allemagne. Les Chirurgiens Italiens & Allemans ne formoient plus qu'un peuple d'esclaves assujettis aux Médecins, qu'un peuple de manœuvres dénués de toutes lumières & soumis par-là nécessairement à la direction de leurs Maîtres. Vos Médecins, SIRE, n'eurent pas moins de goût pour la domination ; mais les Lettres, qui faisoient le partage de vos Chirurgiens, sembloient mettre un frein éternel à leurs tentatives. Nos Adversaires le sentirent bien. A quoi donc se borna d'abord leur projet ? Ce fut, SIRE, à avilir la Chirurgie, à la dépouiller des Lettres & des Honneurs des Lettres, & par conséquent à ôter aux Chirurgiens tous les moyens de se rendre maîtres de la Théorie de leur Art ; ce qui nécessairement devoit les faire descendre dans le rang des Ouvriers, comme on le vit dans l'Italie & dans l'Allemagne.

Tel fut le Plan de la Faculté. J'épargnerai, SIRE, un détail inutile à VOTRE MAJESTE', je tairai les ruses, les procès, les guerres outrées qu'on fit aux Chirurgiens. Il suffira de dire, en un mot, que ce fut par l'intrusion des Barbiers, que la Faculté vint presqu'à bout de consommer ce projet. Elle les appella d'abord pour leur confier le secours de la Chirurgie ministrante ; ensuite elle les initia aux fonctions des grandes Opérations de la Chirurgie, & par quels motifs ? *Pasquier* en conserve le souvenir. Enfin elle parvint à faire unir les Barbiers au Corps des Chirurgiens.

Le premier pas commença l'avilissement de notre Art ; le second l'avança, & le troisiéme enfin l'acheva. La Chirurgie ainsi dégradée par son association avec des Manœuvres fut exposée à tout le mépris qui devoit suivre une aussi indigne alliance : elle fut dépouillée par un Arrêt solemnel de tous les honneurs Litteraires. Les Médecins crurent alors leur victoire complette, & peu s'en fallut qu'elle ne le fut en effet. Si les Lettres ne s'exilerent point de la

Chirurgie, du moins ne parurent-elles y rester que dans la honte & l'humiliation.

Mais par quel prodige, malgré les Lettres presqu'éteintes dans le nouveau Corps, la Théorie de notre Art fut-elle conservée parmi nous? Ce fut, SIRE, au précieux reste de l'ancien Corps de la Chirurgie qu'on en fut redevable. Ces grands Hommes, malgré leur humiliation, malgré la douleur de se voir confondus avec de vils Artisans; ces grands Hommes, espérerent le rétablissement de leur Art; ils conserverent le précieux dépôt de la Doctrine, & firent tous leurs efforts pour le transmettre fidélement à des Successeurs, qui pouvoient un jour voir renaître la Chirurgie; leur zéle n'oublia rien. Parmi cette troupe d'hommes avec qui ils étoient confondus, ils trouverent dans quelques-uns des teintures des Lettres, prises dans une heureuse éducation; dans d'autres des talens marqués, pour réparer dans un âge avancé, le malheur d'une éducation négligée; & dans tous enfin, le zéle le plus vif pour la conservation d'un Art qui étoit devenu le leur.

Ce fut ainsi, SIRE, que la Chirurgie se maintint dans la possession de la Théorie. Ce fut le fruit des sentimens, le fruit de cette nouvelle vie, que ces Peres de l'Art, restes de l'antique Chirurgie, sçurent inspirer à leurs nouveaux Associés. Mais cette possession, n'étoit pas une possession d'état, une possession publique autorisée par la Loi: c'étoit une possession de fait, une possession furtive, qui dès-lors ne pouvoit pas long-tems se soutenir. La séparation de la Théorie, d'avec les Opérations de l'Art, étoit donc la suite infaillible de cet état, & la Chirurgie se voyoit par-là sur le penchant de sa ruine, prête à tomber dans la même décadence que dans l'Italie & dans l'Allemagne.

On sentit même plus que le présage de cette décadence. Des exemples frappans rapportés dans *l'Examen impartial* pag. 193, 194, 195. en font la preuve. L'on ne doit point en être surpris: Car les Dictées & les Lectures publiques étant interdites, on n'avoit d'autre moyen que la Tradition, pour faire passer aux Eleves les connoissances de la Chirurgie, & l'Art dût nécessairement se ressentir de l'insuffisance de cette voye pour transmettre ses préceptes.

La perte de la Chirurgie étoit donc assurée. Il ne falloit rien moins, pour prévenir ce malheur, qu'une Loi souveraine qui rappellât cet Art dans son état primitif. L'établissement de cinq Démonstrateurs Royaux (en 1724.) pour enseigner la Théorie & la pratique de l'Art, la fit espérer : Bientôt après, elle parut comme prochainement annoncée (en 1731.) par la formation de l'Académie de Chirurgie dans le Corps de S. Côme. Et ce fut enfin l'impression du premier Volume des Mémoires de cette nouvelle Compagnie qui amena l'instant favorable, où il plut à VOTRE MAJESTÉ de la prononcer. C'est la Déclaration de 1743. C'est cette mémorable Loi, qui non-seulement prévint en France la chûte de la Chirurgie, mais qui en assure à jamais la conservation & les progrès, en fermant pour toujours les voyes par lesquelles on avoit pensé conduire la Chirurgie à sa perte. Je vais rappeller, SIRE, les propres termes de cette Déclaration.

VOTRE MAJESTÉ, après avoir déclaré d'abord que la Chirurgie est reconnue pour un Art sçavant, pour une vraie Science qui mérite les distinctions les plus honorables, daigne ajouter ce qui suit : » Que l'on » en trouve la preuve la moins équivoque dans un grand » nombre d'Ouvrages sortis de l'Ecole de Saint Côme, où » l'on voit que depuis long-tems les Chirurgiens de cette » Ecole ont justifié par *l'étendue de leurs connoissances & par* » *l'importance de leurs découvertes*, les marques d'estime & » de protection que les Rois nos Prédécesseurs ont accor- » dées à une Profession si importante pour la conservation de » la vie humaine ; mais que les Chirurgiens de Robe-longue » qui en avoient été l'objet, ayant eu la facilité de rece- » voir parmi eux, suivant des Lettres Patentes du mois » de Mars 1656. enregistrées en notredite Cour de Parle- » ment, un Corps entier de Sujets illiterés, qui n'avoient » pour partage que l'exercice de la Barberie, & l'usage de » quelque pansemens aisés à mettre en pratique ; l'Ecole

« de Chirurgie s'avilit bientôt par le mélange d'une Pro-
» fession inférieure, ensorte que *l'Etude des Lettres* y
» devint moins commune qu'elle ne l'étoit auparavant ;
» mais que l'expérience a fait voir, combien il étoit à dési-
» rer que, dans une Ecole aussi célebre que celle des Chi-
» rurgiens de S. Côme, on n'admît que des Sujets qui
» eussent *étudié à fond les principes* d'un Art dont le véri-
» table objet est de chercher dans la Pratique, *précédée de*
» *la Théorie*, les régles les plus sûres qui puissent résulter
» des observations & des expériences : & comme peu d'es-
» prits sont assez favorisés de la nature pour pouvoir faire de
» grands progrès dans une carriere si pénible, sans y être
» éclairé par les Ouvrages des Maîtres de l'Art, qui sont
» la plupart *écrits en Latin* ; *& sans avoir acquis l'habitude*
» *de méditer & de former des raisonnemens justes par l'étu-*
» *de de la Philosophie* ; Nous avons reçû favorablement les
» représentations qui nous ont été faites par les Chirurgiens
» de notre bonne Ville de Paris, sur la nécessité d'exiger
» la qualité de *Maître-ès-Arts*, de ceux qui aspirent à exer-
» cer la Chirurgie dans cette Ville, afin que leur Art y
» étant porté par ce moyen à la plus grande perfection
» qu'il est possible, ils méritent également par leur *science*
» & par leur pratique, d'être le modele & les guides de ceux
» qui, sans avoir la même capacité, se destinent à remplir
» la même Profession dans les Provinces & dans les lieux où
» il ne seroit pas facile d'établir une semblable Loi

C'est ainsi qu'il a plû à VOTRE MAJESTE' d'exposer les motifs qui l'ont engagée à porter la nouvelle Loi, dont voici les dispositions: Elle commence à nous laver de l'ignominie qui nous couvroit, en rompant le contrat d'union avec les Barbiers ; & par cela seul, elle nous rend à l'état primitif de notre Art, à tous les droits, privileges, prérogatives, dont nous jouissions par l'autorité des Loix avant cette union : Ensuite, SIRE, en déclarant notre Art vraiment libéral, VOTRE MAJESTE' rappelle les Lettres dans notre sein, & par ce seul trait qui comprend non-seulement le rétablissement des Lettres, mais encore les distinctions honorables dont un Etat lettré jouit dans la Societé; VOTRE MAJESTE' par ce seul trait nous assure, & l'unique moyen que nous ayions pour avancer la Théorie & la pratique de notre Art; & le plus grand motif qui puisse attirer & fixer parmi nous les talens. Mais jusques-là votre bonté n'auroit fait pour nous que ce qu'avoit fait l'ancienne Législation; VOTRE MAJESTE' daigne faire beaucoup davantage, c'est d'ajouter à cette même Législation les précautions qui lui manquoient pour la rendre à jamais inviolable.

L'artifice étoit parvenu à dégrader notre Art en l'associant aux plus viles fonctions, à le livrer à l'ignorance, & à lui rendre la Théorie inaccessible par le bannissement des Lettres. VOTRE MAJESTE' rend désormais ces maux impossibles, en défendant par une prohibition expresse, qu'aucune fonction mécanique puisse jamais être alliée aux nobles fonctions de la Chirurgie, & que jamais aucun Candidat puisse être reçu parmi les Chirurgiens de Paris, à moins que, par l'étude des Humanités, & de la Philosophie, attestée par des Lettres de Maître-ès-Arts, il n'ait acquis les connoissances nécessaires pour la culture d'un Art scientifique.

Exposer les dispositions de cette favorable Loi, c'est en démontrer la sagesse. Mais ce qui lui rend un témoignage bien plus glorieux, c'est l'impression qu'elle a faite sur l'Europe entiere. A peine paroît-elle, que les Nations sont frappées d'une nouvelle lumiere. Elles sentoient depuis long-tems les besoins de relever la Chirurgie, & elles en cherchoient le moyen; elles sont surprises que l'expérience, maîtresse des choses, ne les ait pas plutôt instruites. La Chirurgie depuis long-tems étoit sans ressource pour elles; son état déplorable, l'avilissement & l'ignorance qui la couvroient, son exercice livré à des manœuvres dénués de lumieres, tous ces objets, c'est-à-dire le mal lui-même, & la cause du mal, tout étoit sous leurs yeux: & par quel enchantement a-t-il pu arriver qu'elles n'ayent pas vu plutôt?

Il

Il étoit écrit, SIRE, que le charme ne seroit dissipé que par votre profonde sagesse. Aussi, dès que votre Déclaration paroît, éclairées par les vives lumieres de votre Loi, les Nations étrangeres s'empressent de lui rendre l'hommage le plus flatteur, & le moins équivoque ; non par de vains éloges, mais par l'imitation & l'adoption qu'elles en font. Oui, SIRE, les dispositions de votre Déclaration deviennent celles de l'Europe ; &, en conséquence, la Chirurgie, par une révolution subite, prend par-tout une nouvelle face. La Prusse appelle une colonie de Chirurgiens François, pour établir chez elle une Ecole à l'*instar* de celle de Paris, où les connoissances de la Théorie & de la Pratique soient également cultivées. Le Roi Catholique assemble en Corps Académique les Chirurgiens de sa Capitale, & comble cette Societé de tous les honneurs littéraires. Dans l'Italie, dans l'Allemagne, dans la Moscovie même, par-tout on s'empresse, à l'exemple de VOTRE MAJESTE', de relever la Chirurgie abattue, en lui assurant les honneurs, les droits, les prérogatives d'un Art libéral. Il n'est pas jusqu'à cette fiere Nation qui craint de devoir quelque chose à la sagesse de ses voisins, autant que la perte d'une bataille, il n'est pas jusqu'à l'Anglois qui ne croye, SIRE, devoir pour les progrès de la Chirurgie, se conformer aux vûes supérieures de VOTRE MAJESTE', & adopter en conséquence les dispositions de votre Déclaration. La preuve en est dans le *Bill du Parlement d'Angleterre*, dont j'ai remis la copie à MONSIEUR LE CHANCELIER. Et c'est ainsi que ces Nations qu'on a vu voler au carnage, flattées du vain espoir d'arrêter le cours de vos victoires ; c'est ainsi que ces Nations mêmes deviennent dans un instant la conquête de vos Loix. Le croiroit-on, SIRE, que les rayons de cette vive lumiere qui a éclairé toutes les Nations, n'ayent pu dessiller les yeux de la Faculté, & que dans le sein de la Nation qui doit à la sagesse de son Souverain d'avoir donné l'exemple aux autres ; le croiroit-on, que c'est cette même Faculté qui seule, mais elle seule, ose attaquer cette même

Déclaration, & par quels traits ! Ils mériteroient de soulever l'autorité indignée, si l'autorité s'abaissoit à les remarquer.

L'eussiez-vous pensé, SIRE, que VOTRE MAJESTÉ, en nous astreignant à la Maîtrise ès Arts, se fût imposé la nécessité de faire de tous les Fraters de Village autant de gens de Lettres, de Philosophes, de Maîtres-ès-Arts, de Docteurs? Oui, SIRE & la Faculté n'en veut rien rabattre: pour le prouver, écoutons-la s'expliquer elle-même. *Puisque dans un objet aussi essentiel que la vie, l'humanité demande que les précautions soient les mêmes par tout, il faut donc que si les Lettres sont reconnues nécessaires pour former les Chirurgiens dans Paris, il faut que tous les Chirurgiens de la France, ceux même des plus petits Villages, sçachent le Latin, soient gens lettrés, Philosophes, Maîtres-ès-Arts.* Telles sont les observations des Médecins sur la Déclaration de 1743. On pouvoit se reposer sur l'intelligence & sur la malignité du Lecteur, qui sent assez que cette conséquence outrée enveloppe en elle-même la censure de la Loi. Mais on a cru devoir encore aider cette malignité par les paroles qui suivent. » *L'espéce, il est vrai,* (c'est-» à-dire, l'espéce de ces Fraters transformés en gens de » Lettres, en Philosophes, en Maîtres-ès-Arts,) *pourroit » peut-être manquer bientôt.* Mais s'écrie-t'on immédiate-» ment, après d'un ton, de quel ton, SIRE? (j'ai besoin » que le respect me contienne ici); mais, s'écrie-t'on, « *y auroit-il donc des obstacles que la puissance du Souverain ne peut vaincre?*

Voilà, SIRE, par quelles réflexions, aussi décentes que sages, ces Têtes profondément politiques osent tenter de réformer le Conseil des Rois & celui des Nations. Mais entrons en discussion, & voyons comment les Médecins la soutiendront. Quoi! s'il est vrai qu'il soit nécessaire que les Chirurgiens de la Capitale soient Philosophes, Maîtres-ès-Arts, il faudra donc à votre avis, que tout Chirurgien de petit Village soit aussi Maître-ès-Arts & Philosophe. Y pensez-vous? Ce même *Frater* n'est-il pas le Médecin du

Village? Que diriez-vous de ce raisonnement: Il faut que les Médecins soient Bacheliers, Licenciés, Docteurs; il faut donc aussi que tout Frater ou tout Médecin de Village, soit Philosophe, Licencié, Docteur. Achevez & concluez, comme vous le faites, que, puisqu'il est impossible que les Lettres soient le partage des Chirurgiens de Village, il faut éteindre les Lettres chez les Chirurgiens de Paris: voilà votre conclusion. Mais nous sommes aussi en droit de conclure que, puisque tout Médecin de Village ne peut être Docteur, il faut interdire toute étude des Lettres dans la Faculté de Médecine: Nous conclurons aussi que puisqu'il est impossible que tout Curé de Village soit Docteur de Sorbonne, il faut éteindre ce Sénat doctrinal. Une Logique plus sensée auroit appris à nos Adversaires à conclure plus sagement. Car dans les Professions des Arts, & sur-tout des Arts scientifiques, plus il est vrai que les Ministres subalternes sont dépourvûs de l'éducation nécessaire pour avancer dans la connoissance de ces Arts; plus il est vrai aussi que les sources d'où partent les seuls rayons qui peuvent les éclairer, doivent être fournies de lumieres vives & pures, de lumieres abondantes & de facile communication. Et s'il est vrai que dans ces Ecoles maîtresses, la culture des Lettres puisse assurer seule un pareil bien; il faut en conclure la nécessité des Lettres dans ces Ecoles. Et qui ne sçait que les opérations des Arts ne seront jamais chez les Artisans ni si sûres, ni si utiles, ni si abrégées, que quand les Sciences qui doivent les éclairer, s'accroîtront.

Me seroit-il permis, SIRE, avant que de terminer cet Article, de marquer ma reconnoissance à la Faculté, pour les leçons dont elle m'a honoré, en lui en donnnant à mon tour une qui pourroit ne lui être pas inutile. J'ose lui dire que dans toutes les représentations qu'elle a fait faire au Souverain, elle auroit dû choisir des hommes plus sages, des hommes dont l'imagination fût plus réglée par le bon sens, & non cette jeunesse vive & legére, dont les traits aussi hardis qu'indécens, ne peuvent être excusés que par l'excès de son imprudence. On vient d'en voir un leger crayon : ce qui suit est encore moins mesuré.

C'est, dit-on, de la Déclaration de VOTRE MAJESTÉ que les Chirurgiens partent, comme *d'un point fatal, pour former toutes leurs prétentions exorbitantes. Ce ne sont plus de simples Ministres de la Médecine, de simples Chirurgiens, bornés à l'opération de la main. Ce sont d'abord des Bacheliers, ensuite des Licenciés, puis des Docteurs, des Lecteurs enfin, & des Professeurs comme ceux de Sorbonne.* Voilà, poursuit-on, les *écarts* & les *délires singuliers* ausquels la Déclaration de VOTRE MAJESTÉ a donné lieu chez ces *êtres nouveaux qu'on a voulu créer.* Par quoi donc réussira-t-on à donner *un frein* à cette *fureur littéraire* qui agite les Chirurgiens, qui les éloigne si fort de leur but, & qui ne leur a été uniquement inspirée que par la nouvelle loi. N'est ce pas, conclut-on enfin, par la révocation de cette loi même.

Sera-t-il bien difficile, SIRE, de repousser cette indécente déclamation. Où sont donc les preuves de ces prétentions exorbitantes ? Où a-t-on trouvé que nous ne soyons que de simples Ouvriers bornés à l'opération de la main ? Si cela eût été vrai, SIRE, la France auroit-elle vû vos Chirurgiens appellés par tous les Souverains de l'Europe ; ce n'est pas assez dire, vos yeux, vos propres yeux, SIRE, dans ces journées mémorables où la Victoire ceignit votre Tête de tant de Lauriers immortels, vos yeux eussent-ils vû les Nations ennemies confier leurs blessés à vos Chirurgiens préférablement aux leurs. Et par quoi aurions-nous mérité une préférence aussi glorieuse, si nous n'eussions été que ce qu'étoient leurs Chirurgiens, de simples Manœuvres ? La Chirurgie Françoise a toujours eu la supériorité sur la Chirurgie des autres Nations, parce qu'elle a toujours uni la Théorie, dans la possession de laquelle elle s'est constamment conservée, à la Pratique de ses opérations. Cette possession fondée sur les titres les plus respectables, a été publique, tandis que la Législation de tant de Rois a été respectée ; & lorsque l'intrigue & l'artifice ont réussi à l'emporter sur cette sage Législation, c'est le zéle & l'émulation, au défaut de la loi, qui ont conservé ce précieux dépôt parmi nous, & qui l'ont transmis, SIRE, jusqu'au jour favorable, où votre Déclaration a fait renaître l'ancienne Législation.

Nous voulons être, dit-on, des Bacheliers, des Licenciés, des Docteurs : mais pourquoi, SIRE, ces titres ne seroient-ils point les nôtres ? Et qui pourroit nous les défendre hors VOTRE MAJESTE'. Nous avons droit sans doute aux noms qui marquent les Epreuves par où passent les Eleves d'un Art scientifique ; à quel titre nous en priveroit-on ? Si la délicatesse des Docteurs de la Faculté est offensée que des sçavans Chirurgiens partagent ces dénominations avec eux, qu'ils attendent que la Langue fasse de nouveaux noms, ou que VOTRE MAJESTE' en impose d'autres. Nous voulons être, dit-on, des Lecteurs, des Docteurs, des Professeurs en Sorbonne. Le ton ironique, quoique pour le coup il ne porte que sur nous, ne sied-t-il pas bien dans les respectueuses représentations qu'on adresse à VOTRE MAJESTE' ? Oui, nous voulons être des Docteurs & des Professeurs, non pas en Sorbonne, mais en Chirurgie ; parce qu'il est souverainement important de former des Eleves ; parce que tout Art scientifique doit avoir des Lecteurs & des Professeurs.

Nous sera-t-il plus difficile de répondre, SIRE, aux reproches de cette fureur litteraire, qu'on regarde comme le fruit précoce de la nouvelle Déclaration ? Ose-t-on nous faire un crime d'une émulation que VOTRE MAJESTE' a tâché d'exciter par tant de motifs ? Puissions-nous ne jamais cesser d'être coupables d'un pareil crime ! Ce qui doit rassurer sur l'excès prétendu de notre goût pour les Lettres, c'est que jamais il ne pourra se porter à ces fictions, à ces systêmes qui depuis un siécle deshonorent des Ecoles bien différentes des nôtres. Les profondes vûes de VOTRE MAJESTE', ont prévenu, SIRE, de pareils égaremens chez les Chirurgiens. En effet, sur quelle base, sur quel fondement vous a-t-il plû d'élever le nouveau Collége des Chirurgiens, ou plutôt de le rétablir ? C'est sur un Corps Académique déja formé ; c'est sur un Corps Académique totalement dévoué à la culture de la Chirurgie, mais par les seules voyes de l'expérience & de l'observation ; c'est sur un Corps Académique, à qui ses loix fondamentales défendent d'accueillir, de publier dans ses ouvrages, de transmettre par ses Professeurs, d'autres connoissances que celles qui seront puisées dans la Pratique, & qui de plus seront reconnues vraiment utiles, vraiment solides par l'examen & par la discussion. Quand est-ce que pour le bien de vos peuples nous verrons, SIRE, votre bonté paternelle consommer son ouvrage en étendant ces mêmes précautions sur la culture d'un autre Art que le notre ? *

On osé nous peindre comme des *êtres nouveaux qu'on a voulu créer* ; & c'est en nous présentant sous ce point de vue qu'on veut faire tomber le reproche d'innovation sur la Déclaration de 1743. Mais sur quoi nos Adversaires se croyent-ils fondés, est-ce sur le fait, est-ce sur le droit? Quant au Fait, rendus à notre état primitif par VOTRE MAJESTÉ, ne sommes-nous pas ces Chirurgiens de Robe-longue, dont l'institution remonte au Regne de S. Louis, & dont la durée est mesurée par celle de quatre siécles & davantage? Est-ce donc avec nous qu'on veut comparer les Barbiers, dont la naissance ne remonte qu'à l'époque de l'Arrêt de 1660. confirmatif du Contrat d'union, & dont la durée ne s'étend que depuis cette date jusqu'à l'année 1743. qui a vû leur extinction ? Seroit-ce sur le Droit que les Parties adverses fonderoient ce reproche d'innovation ? Mais est-ce innover que de nous maintenir dans les droits qui nous sont incontestablement acquis, non-seulement par l'autorité d'une Possession constante, mais encore par les titres les plus respectables ; c'est-à-dire, par la Législation de toute la suite des Rois, qui depuis la naissance de l'Art ont regné jusqu'à nos jours. L'intrusion des Barbiers dans la Chirurgie, fut, SIRE, la véritable innovation : ce furent des êtres véritablement nouveaux : mais ils ne furent les enfans que de la fraude &

* SA MAJESTÉ, quelque tems avant la mort de M. Chirac son Premier Médecin, avoit décidé d'établir une Académie de Médecine à l'*Instar* de celle de Chirurgie ; & cet établissement si utile au Public, n'a manqué que par les oppositions de la Faculté.

de l'intrigue : ils réussirent néanmoins à écraser les enfans légitimes de l'autorité, les vrais, les anciens Maîtres de l'Art ; ces Maîtres qui avoient pour eux, comme je l'ai déja dit, & la possession de plusieurs siécles, & la Législation de la Nation. Lors donc, SIRE, que votre Loi a anéantit les Barbiers, c'est l'ouvrage de l'innovation qu'elle anéantit ; & quand elle nous rend à nos droits, c'est l'ouvrage des anciennes Loix qu'elle soutient ou qu'elle releve.

Aux grandes objections que nous venons de réfuter, on en ajoute une autre : On oppose, SIRE, qu'il est à craindre que votre Déclaration astreignant tous les Chirurgiens de Paris à être Maîtres-ès-Arts, le nombre de ces Chirurgiens ne soit trop petit pour les besoins de votre Capitale. On a si solidement répondu à cette objection, que je me crois dispensé de la réfuter. J'ajouterai seulement à ce qu'on a répondu déja, qu'outre qu'il est contre toute raison de penser qu'une profession à laquelle l'honneur & l'intérêt appellent également, puisse manquer de Sujets ; j'ajouterai, dis-je, que ce qu'il y a de plus à craindre dans une Profession qui intéresse la vie, ce n'est pas de manquer de Sujets qui s'y consacrent, c'est d'en avoir trop, parce que l'indigence est le partage de la plupart, & que les conseils de l'indigence sont horriblement dangéreux. *

* 1°. Les preuves de fait l'emportent ici sur tout raisonnement. Depuis la Déclaration il y a plus de soixante & dix Sujets inscrits, tous Maîtres-ès-Arts : Paris seroit bien malheureux s'il étoit toujours obligé de faire, en cinq années, une pareille récolte de Chirurgiens.

2°. Le nombre des Chirurgiens sera toujours très-grand, quoique moins excessif qu'il n'est aujourd'hui ; 1°. Parce que la Chirurgie offre plus de places Stipendiées. 2°. Parce que les moyens, non pas d'une fortune brillante, mais d'une fortune suffisante, sont toujours assurés aux Chirurgiens dans leur jeunesse ; lorsqu'au contraire les Médecins ne font leur récolte que dans la maturité de l'âge.

3°. Dix Chirurgiens sont plus que suffisans dans Paris pour les

Il me reste, SIRE, à examiner les conditions ausquelles les Médecins veulent bien accepter votre Déclaration. Ils offrent à VOTRE MAJESTE' une alternative; il faut essentiellement, ou que nous dépendions de la Faculté, & en ce cas elle ne sera pas fâchée de voir en nous des Sçavans dociles qui soient ses Ministres; ou bien il faut élever une nouvelle Communauté de Barbiers. Mais d'abord, de quelle dépendance veulent parler nos Adversaires; est-ce d'une dépendance de direction? Je me flatte d'avoir démontré que cette prétention est plus que ridicule. Seroit-ce de cette dépendance d'empire, qui soumet l'esclave à son maître? L'idée seule en révolte, il n'en faudroit pas davantage pour éloigner de la Chirurgie tout homme qui aura puisé quelque noblesse de sentimens dans une éducation libérale. J'ai été frappé à tel point de cette vérité; que j'ai cru, SIRE, devoir renoncer à une partie de mes droits, quoiqu'ils n'imposassent aucune dépendance servile. J'ai senti que les travaux de l'esprit ne sçauroient se conduire par les voies de l'autorité, mais par les sentimens de l'honneur. En conséquence j'ai demandé que mes droits sur le Collége de saint Côme fussent bornés aux droits ordinaires de Doyen de Faculté, c'est-à-dire, que tout ce que j'ai réservé de mes droits, c'est de pouvoir donner l'exemple de la soumission aux Loix. J'ai fait plus: VOTRE MAJESTE' avoit accordé à son premier Chirurgien le droit de nommer aux places de Démonstrateurs ou Professeurs; j'ai crû, SIRE, devoir m'adresser à M. le Chancelier, pour qu'il suppliât VOTRE MAJESTE' d'agréer que je me désisse de ce droit en faveur du Collége de saint Côme, qui désormais auroit la liberté de nommer à chaque

grandes opérations; on n'est pas sujet aux maladies Chirurgicales comme on l'est à la fiévre, au rhume, au cours de ventre, &c. Or, certainement quand il n'y auroit de Chirurgiens que ceux qui occupent les places Stipendiées, le nombre sera dix fois plus grand. Qu'on joigne à cela ceux qui sont attirés par le lucre journalier de la Profession, on verra que le nombre des Chirurgiens sera toujours au-delà de celui auquel une bonne police pourroit le borner.

place

place vacante trois Sujets, dont VOTRE MAJESTE' choisiroit un sur la présentation de son premier Chirurgien. Les droits de ma place ont pu en souffrir, mais l'émulation m'a paru y gagner ; & j'ai jugé ce bien préférable à tous mes droits. Est-ce là, SIRE, ce Chef superbe des Chirurgiens, que son ambition porteroit à tout subjuguer, à tout soumettre à son pouvoir despotique?

Quant au rétablissement d'une Communauté de Barbiers, proposé à VOTRE MAJESTE' par les Médecins ; j'ose dire, SIRE, que jamais projet n'eut tant d'inconvéniens, & si peu d'utilité. En premier lieu, il est clair que si on élevoit une pareille Communauté, les mêmes troubles qui ont désolé la Chirurgie pendant trois siécles, renaîtroient infailliblement. En second lieu, il est évident qu'alors les vrais Chirurgiens, les Chirurgiens de saint Côme, les Chirurgiens uniques maîtres des grandes fonctions de la Chirurgie, seroient en trop petit nombre : la raison de cela, SIRE, est que la Chirurgie ministrante, pour laquelle certainement les Médecins préféreroient les Barbiers, fournit le lucre journalier des Chirurgiens, & que les Chirurgiens chargés des grandes fonctions de la Chirurgie, ne sçauroient trouver dans ces fonctions dequoi subsister. En troisiéme lieu, parce qu'il seroit impossible aux vrais Chirurgiens de former des éleves, de les avoir dans leur maison, de fournir à leur entretien : & d'où en tireroient-ils les moyens, s'ils étoient privés de la Chirurgie ministrante ? La France seroit donc bien-tôt sans Chirurgiens, & ces inconvéniens qui seroient la suite infaillible de l'établissement d'une nouvelle Communauté de Barbiers, méritent toute l'attention de VOTRE MAJESTE'. Enfin, SIRE, le Public n'auroit dans les Barbiers que des ignorans pour le secours de la Chirurgie ministérielle, au lieu qu'il auroit des Ministres aussi éclairés que zélés dans les vrais Chirurgiens.

A cela que répondent les Médecins ? Qu'ils veulent des Ministres dociles. Et que peut leur assurer le serment des Barbiers plus que l'honneur, le sçavoir, la probité & même l'intérêt ne leur garantissent de notre part ? Nous promettons, & nous nous soumettons à toute la sévérité des Loix, si nous manquons à notre parole ; nous promettons l'exactitude la plus grande, la plus grande ponctualité pour l'exécution de leurs Ordonnances * ; & s'il nous arrive de les suspendre jamais, ce ne sera que dans le cas où par de nouvelles circonstances qui seroient survenues, ils nous prescriroient eux-mêmes cette conduite. N'est-ce pas encore assez pour les rassurer ? Non, repliquent-ils, parce que les Chirurgiens prétendent rendre leur conscience arbitre de nos Ordonnances. Mais pourquoi tourne-t'on ainsi une réponse que la vérité nous a arrachée, malgré nous-mêmes, & que nous n'eussions jamais faite si on n'eut pas eu l'imprudence de nous pousser trop loin. Devoit-on s'embarrasser de ce que nous ferions dans certains cas que la Loi présume impossibles, & que nous aimons à présumer tels avec elle. Faut-il donc absolument le sçavoir. Si un pareil cas se présentoit, (& il n'est que trop vrai que cela peut être, puisque l'empire de la Loi ne rend pas impossible ce qu'elle présume tel :) si un pareil cas se présentoit, s'il arrivoit par exemple qu'un Médecin ordonnât une saignée dans le tems que paroît une évacuation, une sueur critique qui assure le salut du malade, dont la perte au contraire seroit infaillible si on le saignoit ; on veut encore une fois le sçavoir, que feroit le Chirurgien ? Il résisteroit : & si ce n'est pas en vertu de la Loi civile, qui ne lui a pas imposé ce devoir, c'est en vertu d'une Loi supérieure à toutes les Loix, d'une Loi écrite par la nature même dans le cœur de tous les hommes qui ne sont point des monstres. Vous ne commettrez point d'homicide volontaire, *non occides*. Les Barbiers par leur serment pourroient-ils, au mépris de la Loi naturelle, contracter des engagemens contraires à ce que nous disons ? Mais s'ils le faisoient, la Loi Civile ne s'armeroit-elle pas de ses foudres pour écraser leur conjuration contre la vie de leurs concitoyens ?

* On peut voir la Déclaration juridique & solemnelle que les Chirurgiens en ont faite dans leurs dernieres Représentations & dont ils ont demandé Acte.

Une autre condition que nos Adverſaires propoſent, & que je dois auſſi peu oublier que les autres, c'eſt qu'en cas qu'il plaiſe à VOTRE MAJESTE' de ne point révoquer ſa Déclaration, il lui plaiſe auſſi de preſcrire & fixer les plus juſtes meſures, pour que les Chirurgiens ne puiſſent obtenir le dégré de Maître-ès-Arts, qu'après des études ſuivies., qu'après des examens qui puiſſent garantir la capacité du Sujet à qui ce grade ſera conféré. Pourquoi, SIRE, ne pouvons-nous être d'accord ſur les autres points, comme nous le ſerons ſur cet article? Oui, SIRE, nous conſentons de tout notre cœur à la condition qu'on propoſe ici. Nous oſons même demander qu'on n'admette dans notre licence aucun Candidat qui ne ſoit, ou Maître-ès-Arts de l'Univerſité de Paris, ou qui ayant pris ſes grades ailleurs, ne faſſe viſer ſes Lettres dans la même Univerſité de Paris, en ſubiſſant un ſeul examen, & en payant la moitié des droits. Nous ſommes trop intéreſſés à n'avoir que d'excellens Sujets, pour que de notre mouvement nous n'allions point au-devant de toutes les précautions les plus sûres. Mais nous n'avons garde de partager le blâme des reproches injurieux de vénalité que nos Adverſaires font à certaines Univerſités de votre Royaume. Si nous ſouhaitons que tous nos éleves ſoient éprouvés dans l'Univerſité de Paris, c'eſt qu'il eſt naturel que des Sujets qui ſe deſtinent aux fonctions qui intéreſſent les citoyens de la Capitale, ſoient examinés dans le Tribunal qui eſt propre à cette même Capitale. C'eſt que d'ailleurs il eſt très-naturel que nous ſouhaitions d'appartenir à cette mere commune des Sciences, du moins comme Maîtres-ès-Arts, ſi elle croit avoir raiſon de nous refuſer comme Faculté. Ce dernier titre a fait, SIRE, l'objet de notre ambition ; mais (& ce ſera ici notre derniere réponſe à l'Univerſité) dès que votre volonté ſuprême daigne nous accorder le titre de *College Royal*, l'honneur de dépendre immédiatement de VOTRE MAJESTE' ſuffit pour nous conſoler de toute autre diſtinction.

C'eſt ici le lieu de démontrer l'équité & la modération des

prétentions des Chirurgiens,& combien le portrait que l'on fait de nos vûes est contraire à la vérité. S'il pouvoit arriver, SIRE, que VOTRE MAJESTE', qui peut régler comme il lui plaît les droits & l'étendue de chaque Profession; s'il arrivoit, dis-je, que VOTRE MAJESTE' voulût accorder aux Chirurgiens le droit d'exercer la Médecine avec la Chirurgie, je me jetterois, SIRE, à vos pieds pour vous conjurer de n'en rien faire. Et pourquoi cela ? Parce que si les Chirurgiens modernes pouvoient y gagner, la Chirurgie y perdroit tout. Une pareille concession ne pourroit manquer d'entraîner l'entiere décadence de notre Art, par les mêmes raisons qu'on le vit tomber en Italie & en Allemagne. Les Chirurgiens, maîtres de pratiquer à leur gré l'une ou l'autre Médecine, abandonneroient sûrement l'extérieure, ou la Chirurgie, pour préferer la Médecine interne. Et pourquoi, SIRE, puisqu'ils sont hommes ne céderoient-ils point aux attraits, aux honneurs, à la brillante réputation, à la haute fortune que la Médecine offre, sans qu'il en coute d'autres fonctions que celles de la parole ; plutôt que de se dévouer à la culture d'un Art dont les récompenses sont ordinairement si bornées, & qui fait acheter ses succès par des soins si pénibles ? Mais si cela est, SIRE, n'est-il pas vrai qu'il est souverainement important de borner les Chirurgiens à la Chirurgie, & de ne leur accorder jamais le pouvoir d'exercer la Médecine, si ce n'est toutefois en supplément, dans les cas de nécessité, toujours sous la direction réelle, ou sous la direction présumée des Médecins ? Ce n'est que par là, SIRE, qu'on peut être assuré que les Chirurgiens se livreront tout entiers à la culture de leur Art. L'exercice de la Médecine ne leur offre alors aucun honneur à cueillir, puisqu'ils n'exercent que des fonctions *précaires* & de pur supplément. La Chirurgie au contraire leur laisse une carriere libre pour s'y couvrir d'une gloire qui leur sera personnelle, puisqu'ils l'obtiendront en exerçant les propres fonctions de leur Art. M'accusera-t-on encore, SIRE, de vouloir envahir le domaine de la Médecine ? Je ne puis néanmoins me départir de ce que j'ai avancé dans ma premiere Réponse à M. Chicoyneau, sur la nécessité où sont les Chirurgiens de soulager les pauvres. Que nos Adversaires daignent entendre jusqu'au bout avant de me condamner.

Il n'est point d'objet plus important pour l'Etat que d'assurer les secours nécessaires à cette foule innombrable de Manœuvres, de Gagne-Deniers, qui peuplent les grandes Villes & surtout la Capitale. J'ai osé le dire, je le répéte encore, tout ce peuple languira abandonné, s'il n'est permis aux Chirurgiens de le secourir. Les Fauxbourgs de Paris, aziles des pauvres Citoyens, contiennent plus de monde que bien des Villes considérables du Royaume ; cependant ces Fauxbourgs ne sont habités par aucun des Médecins. Et comment donc les pauvres malades y seroient-ils secourus, si les Chirurgiens ne se chargeoient de ce soin ? Les Médecins offrent de nous soulager du fardeau & de le prendre sur eux. Eh bien ! SIRE, qu'ils tiennent parole, qu'ils viennent dans le réduit du pauvre présider à la cure de ses maladies ; nous promettons de notre côté tous les secours qui dépendent de nous, avec le même zéle dont ils nous donneront l'exemple.

Mais, SIRE, les Médecins promettront, même avec une vraye sincérité, & ils ne tiendront pas leur promesse. A Dieu ne plaise, que je veuille ici les accuser d'inhumanité ! Quand ils négligeront le peuple ; ils ne feront que ce que feroient les Chirurgiens à leur place. Telle est, SIRE, la foiblesse des vertus humaines, qu'elles ne sçauroient aller loin, si l'interêt ou l'honneur ne les soutient. Or il n'y a ni intérêt ni honneur à cueillir auprès du bas peuple ; c'est pourquoi, SIRE, les Médecins satisfaits qu'on reconnoisse l'empire absolu qu'ils ont dans le traitement des maladies internes, feront toujours ce qu'ils ont fait, ce qu'ils font encore aujourd'hui ; ils abandonneront aux Chirurgiens le soin de ce secours. Les Chirurgiens ont-ils donc un plus grand fond d'humanité que les Médecins ? La nature cesseroitelle d'être la même dans tous les états ? Ce n'eſt pas ce que je dis, SIRE ; ce que je ſoutiens, c'eſt que les Chirurgiens ſont attachés au menu peuple par des liens qui ne leur ſont point communs avec les Médecins ; & c'eſt par cette raiſon que le menu peuple ſera toujours ſecouru par les Chirurgiens, lorſqu'au contraire il ſera preſque totalement délaiſſé par les Médecins. Quels ſont donc ces liens ? Les voici. Premiérement, ſi l'on voit, à l'occaſion des tumeurs & de pluſieurs autres maladies, la Chirurgie déployer chaque jour ſes reſſources les plus ſçavantes ſur les Citoyens de tous les états, il eſt vrai néanmoins qu'en tems de paix ce n'eſt preſque que ſur le menu peuple qu'elle exerce ſes plus brillantes fonctions, je veux dire ſes grandes opérations. En effet ce ne ſont point les Riches & les Grands, ce ſont ces laborieux Artiſans qui exercent des Profeſſions auſſi périlleuſes pour eux, qu'elles ſont utiles aux autres Citoyens ; en un mot, ce ſont ces hommes de peine & de travail qui ſont expoſés aux chutes, aux éboulemens &c. c'eſt-à-dire, aux accidens qui exigent néceſſairement nos opérations. Autant donc que nous ſommes intéreſſés à faire connoître nos talens pour opérer, autant ſommes nous tenus à nous rapprocher du peuple. D'ailleurs, l'Ouvrier voit chaque jour en nous la main qui étanche ſon ſang, qui bande ſes playes, qui panſe ſes ulcéres. Ces fonctions préſentent autant de ſervices qui ſouvent coûtent à la délicateſſe, & qu'aucun intérêt ne récompenſe. Pourroit-il ne pas payer de ſon entiere confiance ces ſervices ? Et le Chirurgien, par un juſte retour, pourroit-il ne pas trouver dans ſes propres ſentimens des motifs qui lui ſuffiſent pour le ſoutenir dans l'adminiſtration de ces pénibles ſoins. Enfin, les Chirurgiens ne ſont point accoutumés à marcher avec le même appareil que les Médecins; appareil qui effarouche l'humble & timide pauvreté. Elle aime à tourner ſa confiance vers les Chirurgiens, dont les ſoins ont moins d'éclat, auſquels elle eſt habituée, & dont elle ſçait que les ſecours lui ſont aſſurés ſans aucun frais, ou avec le moins de frais poſſibles.

Tels font, SIRE, les liens particuliers qui attachent les Chirurgiens aux Pauvres; liens qui feront, par les raisons que j'ai dites, que le Chirurgien sera toujours leur Médecin. Mais que peut-on conclure delà? C'est premiérement que plus il est vrai que par la suite naturelle des choses, la Médecine du peuple est dévolue aux Chirurgiens; plus il est vrai aussi que le Chirurgien doit être profondément instruit, & pour tout dire en un mot, aussi instruit que le Médecin même, pour le suppléer dans les fonctions qu'il fait à sa place; c'est-à-dire, qu'il faut qu'il connoisse à fond les régles & les principes de l'Art; car sans cela, quel que puisse être son zéle, il risquera toujours de tomber dans les plus funestes méprises. Et cette derniere conséquence, SIRE, suffiroit seule pour démontrer la nécessité du maintien des Lettres dans la Chirurgie, ou la confirmation de votre Déclaration.

Mais comme il n'importe pas moins que les bornes des Professions soient distinguées, & que partant le Chirurgien ne puisse faire la Médecine par état; rien ne paroît convenir mieux que d'ordonner que les Médecins seront appellés dans toute maladie médicale conformément au droit qu'ils ont à la direction du traitement des maladies de leur ressort.

La Chirurgie n'aura pas mérité le seul éloge d'avoir eu l'équité de se prêter aux précautions que la Loi peut prendre pour assurer le domaine de la Médecine; elle aura, SIRE, le mérite d'avoir été plus loin. Aussi éloignés d'écouter les tentations d'un vil intérêt, que les petitesses de l'amour propre; respectant sur-tout le Public, & ne voulant en rien gêner sa confiance, nous avons formellement consenti que les Médecins pussent être appellés, pussent consulter, & concourir avec nous dans les maladies Chirurgiques, même dans celles qui ne sont point compliquées d'aucune maladie médicale; en un mot dans les maladies externes qui sont le propre objet de notre Art, & sur lesquelles ils ne sçauroient avoir la moindre ombre de droit. A la vérité, SIRE, nous avons pris acte en faiſant ces offres, comme nous ne prétendions compromettre en rien l'indépendance de la Chirurgie ; avertiſſant bien expreſſément les Médecins que s'ils vouloient conſentir à être appellés, ils vinſſent non pas en Maîtres d'un Art qui n'eſt pas le leur, mais en Amis qu'on invite par la confiance qu'on a dans leurs lumieres, confiance d'autant plus honorable qu'il n'eſt rien qui contraigne à la témoigner. Quelle différence de Procédés ! Maîtres de leur Art les Médecins frémiroient s'ils nous croyoient l'audace de préſumer qu'ils pourroient nous appeller quelquefois utilement dans leurs conſultations; & nous, non moins Maîtres de notre Art qu'ils le ſont du leur, nous les preſſons, nous les invitons de venir ſeconder nos efforts par le ſecours de leurs lumieres. Dequel côté, SIRE, eſt l'équité & la modération ?

Après nous être ſi bien lavés des reproches faits à notre ambition, à quoi ſe réduiſent de notre part, les prétentions exorbitantes contre leſquelles on a lancé tant de traits ſi vifs & ſi peu mérités? On trouvera, SIRE, qu'elles ſe réduiſent, ces prétentions, à retenir ce que nous ne pouvons relâcher ſans conſentir à la perte de la Chirurgie, c'eſt-à-dire, à demeurer Propriétaires, ou Maîtres de la Théorie de notre Art. But inutile ſans les Lettres, comme les Lettres ſont inutiles ſans ce but. Oui, SIRE, on trouvera encore une fois que toutes ces prétentions ſe réduiſent à la propriété de la Théorie de notre Art, laquelle nous a été aſſurée par la Légiſlation de tant de Rois; Propriété à laquelle votre Déclaration a daigné nous rappeller en nous faiſant renaître à tous nos droits; & ſurtout en nous impoſant la néceſſité des Lettres. Mais, SIRE, c'eſt ce même rétabliſſement des Lettres dans notre ſein que les Médecins attaquent de toutes leurs forces ; bien aſſurés que ſi les Lettres tomboient chez nous, la Théorie de notre Art ne pourra manquer de tomber auſſi par les ſuites de ce ſeul coup.

VOTRE MAJESTE' me permettra-t-elle de m'adreſſer à mes Adverſaires. Pourquoi, SIRE, mon zéle ne peut-il m'inſpirer

pirer des paroles de persuasion? Je les conjure par les progrès de mon Art, de cet Art si important pour la conservation de la vie des hommes, je les conjure de ne plus s'opposer à l'exécution de votre Déclaration : qu'au lieu de se montrer contraires au rappel des Lettres dans la Chirurgie ; ils soient assez amateurs du bien Public, pour favoriser ce rappel même. Car si les Lettres nous sont enlevées, d'où peut-on espérer le progrès de notre Art. Ce n'est pas de nous, SIRE ; eh ! que pourroient de simple manœuvres denués des lumiéres de la Théorie. Que pourroient à leur tour les Médecins, quelques bons, quelques respectables Médecins qu'ils puissent être, lorsqu'ils manquent de toute pratique dans notre Art, dont les régles néanmoins, ne sont & ne peuvent être autre chose que la Pratique elle-même réduite en préceptes.* C'en est fait, SIRE, des progrès de Chirurgie, si les Médecins, cédans au désir du triomphe dans cette cause, pouvoient obtenir que les Lettres soient bannies de notre sein. Que le bien de l'humanité les porte donc à faire le sacrifice du petit intérêt, qu'ils ont à l'emporter sur des Adversaires qui ne diminueront rien de leur gloire, s'ils obtiennent ce qu'ils demandent ; mais qui en l'obtenant, obtiendront aussi le seul moyen qu'ils puissent avoir d'avancer l'Art le plus utile à l'humanité.

Les Médecins me le pardonneront-ils, SIRE, la sincérité de mes sentimens m'assure que je puis l'espérer, c'est

* Ce sont deux vérités constantes, la premiere que l'édifice de la Chirurgie ne peut être élevé que par la voye de l'Expérience & de l'Observation. La seconde, que la partie Scientifique de cet Art, qui est la même que la Théorie de la Médecine, porte sur presque tout l'assemblage des connoissances humaines, comme sur sa base fondamentale : seroit-il donc possible d'espérer l'accroissement de notre Art, ou de la part du Chirurgien qui sera dénué des lumieres des Sciences ? il est évident qu'il manque dès les fondemens : ou de la part du Médecin qui n'a aucune pratique de notre Art, & qui par conséquent ne peut vanter ni Expérience ni Observation dans la Chirurgie : il n'est pas moins clair qu'il manque de tous moyens de progrès.

par le progrès de la Médecine même que je les conjurerai d'entrer dans ces mêmes vûes. Car enfin n'eſt-il pas vrai que plus la Chirurgie fera de progrès, & ſûrement elle n'en peut faire qu'autant que les Lettres y ſeront conſervées, & plus la Médecine en fera elle-même? Ce n'eſt que par ce qui eſt découvert aux yeux, qu'on peut connoître ce qui eſt caché; ce n'eſt que par le connu, que nous pouvons parvenir à diſſiper les ténébres qui couvrent l'inconnu : c'eſt la loi commune du progrès des Sciences. Plus donc la Chirurgie découvrira dans l'extérieur, & plus la Médecine ſera en état de pouſſer ſes découvertes dans l'intérieur; & s'il eſt vrai qu'elle puiſſe faire des progrès indépendamment de notre Art, il eſt vrai auſſi qu'elle aura toujours de moins ceux qu'elle auroit fait par les nôtres. Je ne me prévaudrai point ici de l'autorité des plus grands hommes * qui ont penſé de même, ni des raiſons ſur leſquelles ils ont appuyé leurs ſentimens : je me contenterai de rappeller la Faculté à l'expérience du paſſé : auroit-elle oublié que le ſiécle brillant qui vit les *Fernels*, les *Durets*, les *Baillous*, les *Houliers*, aſſurer la ſupériorité de la Médecine à la France, fut auſſi le ſiécle des Chirurgiens Sçavans.

Enfin, SIRE, je conjure la Faculté par tout l'intérêt qu'elle a de prévenir cette invaſion qu'elle ſemble tant craindre de notre part, de n'être point contraire à cet intérêt même, en s'oppoſant à votre Déclaration. Il lui eſt facile de ſe convaincre qu'elle ne riſquera jamais autant, que lorſqu'en ôtant la barriere des Lettres, elle ouvrira de nouveau les avenues de l'Art de guérir aux Barbiers. Car ne ſent-elle pas que dès que les Lettres ſeront bannies, rien ne pourra contenir cet eſſain de mercenaires qui, après avoir conſommé le champ de la Chirurgie, trop borné pour leur beſoins, ſe répandront infailliblement ſur la riche moiſſon de la Médecine, & cela ſans qu'aucune loi puiſſe jamais l'empêcher. Car étant une fois

* Boerrhaave & Heiſter.

introduits dans l'Art de guérir, & le mêtier de guérisseur étant devenu leur ressource, le Magistrat aura beau tonner; la loi de manger du pain (qu'on me passe cette expression) est la loi la plus forte, la loi au-dessus de toute exception ; ils la suivront malgré toutes les autres : pourquoi donc nos Adversaires s'obstineroient-ils à vouloir ce qui nécessairement doit produire la dévastation de leur domaine. Que plus sages, que plus conformes à leurs véritables intérêts, ils accédent à une loi, dont l'exécuton ne sçauroit manquer de leur assurer l'entiére & paisible possession de la Médecine. Or tel sera infailliblement l'effet de la Déclaration de 1743. Car dès que la Chirurgie sera inaccessible à d'autres, qu'à des Maîtres-ès-Arts, il est clair que le nombre des Chirurgiens sera beaucoup moins excessif. Ce n'est pas un point que je doive démontrer, puisque cela est évident, & que d'ailleurs nos Adversaires en ont fait un chef d'objection contre nous. A ces raisons, j'ose ajouter l'autorité de l'exemple. Les Chirurgiens de Robe-longue se continrent toujours dans les termes de leur Profession ; elle a suffi à leurs besoins : pourquoi ne suffiroit-elle pas à leurs Successeurs. Dira-t'on qu'on doit moins compter sur leur modération que sur celle de leurs peres ? Eh bien ! je m'en tiens à ma premiere raison : qu'on compte si peu que l'on voudra sur l'équité & sur la modération des Chirurgiens, dès que leur nombre ne sera point formé de ces légions de manœuvres, aussi avides qu'ignorans, & sûrement cela ne sera point, lorsqu'ils seront forcés d'être Maître-ès-Arts, on ne sçauroit imaginer qu'ils puissent s'emparer de la Médecine. Car il n'y a que la multitude qui puisse faire craindre l'invasion, par conséquent si la Faculté connoît bien ses intérêts, le plus beau jour qui luira pour elle sera celui où la loi qui rappelle les Lettres dans la Chirurgie, sera confirmée ; parce qu'alors on verra tout rentrer dans l'ordre : le Médecin rendu à son domaine, deviendra Praticien ; & le Chirurgien contenu dans le sien deviendra aussi éclairé & aussi habile, qu'il le doit être pour remplir dignement toutes les fonctions de son Art, & justifier ainsi la confiance du Public.

Il me reste, SIRE, à toucher un mot sur quelques représentations que votre Premier Médecin a cru de son devoir de porter aux pieds de VOTRE MAJESTÉ. Il vous représente, SIRE, qu'il seroit utile, qu'il seroit même essentiel que vos Armées fussent pourvûes d'un plus grand nombre de Médecins, parce que les Troupes périssent souvent beaucoup plus par les maladies intérieures que par le feu & le fer. Cela est vrai, SIRE, & je ne sçaurois dissimuler l'utilité d'un pareil projet. Mais M. le Premier Médecin me permettra quelques réflexions. Il y aura sûrement toujours beaucoup plus de Chirurgiens que de Médecins. La raison en est, premiérement, parce que les places qui sont stipendiées dans la Chirurgie, sont beaucoup plus multipliées. En second lieu, parce que la Chirurgie ministrante offre un produit beaucoup plus prompt que la Médecine; car administrer les secours de la Chirurgie, c'est le talent de la jeunesse, lorsque au contraire l'administration de ceux de la Médecine est censé celui de la vieillesse. Il est aussi constant que plus le Chirurgien s'éloigne de la jeunesse & plus la confiance diminue pour lui, & que plus au contraire le Médecin vieillit, plus la confiance augmente en sa faveur. Si par ces raisons il ne paroît pas incontestablement vrai que le nombre des Chirurgiens sera toujours plus grand que celui des Médecins; du moins cela est-il bien probable. Dans cette situation, que reste-t-il à faire à la prudence, en attendant que l'expérience justifie que le nombre des Médecins peut être suffisant pour remplir les vûes que propose M. le Premier Médecin? Il faut, SIRE, que VOTRE MAJESTÉ puisse trouver dans le Chirurgien un Supplément suffisant aux Médecins dont le nombre pourroit manquer. Mais les Chirurgiens ne pourront jamais suppléer utilement les Médecins qu'autant qu'ils posséderont toutes les lumieres de l'Art de guérir; & partant, SIRE, c'est peut-être une des plus fortes raisons qui exigent la confirmation de votre Déclaration.

Quant à ce que propose M. le Premier Médecin sur l'établissement des Médecins dans certains districts de la Campagne, je crois, SIRE, s'il m'est permis de dire nuëment la vérité, que c'est une idée suggerée par le zéle, mais que c'est une idée purement Platonique. Ce qui me paroîtroit d'une plus facile exécution, c'est d'avoir dans toutes les petites Villes, dont il n'est presque aucune qui n'ait des Médecins gagés, c'est d'avoir des Médecins qui fussent réellement bons, des Médecins expérimentés qui pussent donner des conseils réellement utiles aux Médecins & aux Chirurgiens de Village. Mais, SIRE, ce projet ne sera jamais rempli tandis qu'on enverra dans ces petites Villes, les Médecins tels qu'ils sortent aujourd'hui des Facultés; car sans aucune expérience & ne différant presqu'en rien, que par quelques morceaux de parchemin, des véritables Ecoliers; ils sont incapables de prescrire ou de guider la moindre Opération de l'art de guérir. Qu'est-ce donc qui conviendroit? Ce seroit d'étendre la Loi faite pour la Chirurgie sur la Médecine; c'est-à-dire, d'ordonner que tous les Eléves en Médecine, avant de pouvoir se présenter à la Licence, seront obligés de fréquenter les Hôpitaux pendant quatre années, dont ils donneront deux à la Chirurgie, & deux autres à la Médecine. C'est alors, SIRE, que tous ceux qui dans les Campagnes exercent les fonctions de l'Art de guérir, trouveront des Conducteurs utiles dans les Médecins. Sans cela qu'il me soit permis de le dire, j'aimerois mieux que les Malades fussent livrés à des Chirurgiens, je dis à des Chirurgiens de Village, qui sages & expérimentés se conduiront mieux en ne suivant que la pratique à laquelle leur expérience les a formé, qu'en se conduisant par les vûes d'un Licencié sans aucune expérience. Ce sont des aveugles à la vérité, SIRE, mais ce sont des aveugles routinés, & la routine leur vaut quelques dégrés de sûreté. Lorsqu'au contraire ils s'exposent aux périls les plus grands en se laissant conduire par des guides, de qui la lumiere est à la vérité quelquefois le partage, mais dont les yeux, comme je l'ai déja dit, faute d'être façonnés par l'expérience à discerner les objets, confondent tout, prennent le change sur tout, & le font prendre nécessairement aux autres.

Je ne sçai, SIRE, s'il est prudent que dans cette cause, déja chargée de tant d'objets accessoires, j'en présente à VOTRE MAJESTE' un nouveau qui n'y est pas essentiellement lié; mais s'il ne tient pas absolument parlant à ces contestations, en revanche il tient de si près à l'utilité publique, que je crois par cette raison devoir hazarder d'en parler; sauf à VOTRE MAJESTE' d'y avoir tel égard qu'il plaira à sa Sagesse. Ne seroit-t'il pas d'une utilité souveraine, SIRE, que VOTRE MAJESTE' daignât établir à Montpellier un Collége de Chirurgiens, qui eût les mêmes prérogatives que celui de S. Côme. De cette maniere, la France auroit deux Ecoles Maîtresses, deux sources fécondes d'où les connoissances de la Chirurgie se répandroient dans votre Royaume & dans l'univers. Les Eleves en Chirurgie de vos Provinces Méridionales, pourroient à moins de frais se former dans le Collége de Montpellier; tandis que les Eléves de vos Provinces Septentrionales se formeroient dans celui de Paris. Les fonds, pour le Collége en question se trouvent déja tout prêts par les legs qu'a faits M. de la Peyronie; de sorte, SIRE, que ce qu'il en couteroit pour gager des Professeurs, & pour en gager d'excellens, ne sçauroit faire aucun obstacle. Mais si aucune raison, SIRE, m'engageoit à souhaiter la Fondation d'un Collége dans Montpellier, c'est surtout le mérite même de l'Ecole de Médecine. Il est constant qu'il n'est point de lumieres en Médecine, qui ne tournent au profit de la Chirurgie pour les maladies qui sont son objet; car de même qu'il est vrai que plus la Chirurgie fera de progrès, & plus la Médecine s'avancera; il est réciproquement vrai que plus la Médecine s'accroîtra, plus elle prêtera de secours utiles à la Chirurgie pour avancer dans les découvertes. J'ajoute deux raisons, SIRE, c'est que la Ville de Montpellier, dont les Citoyens ont pour la Chirurgie des sentimens un peu différens de ceux qu'on leur a prêté, c'est, dis-je, que la Ville de Montpellier n'y perdra rien, ni pour sa gloire ni pour son intérêt. Seroit-il raisonnable que parce qu'elle est illustrée par de grands Médecins, elle cessât de vouloir s'illustrer par de grands Chirurgiens. Le nom de M. Chirac, & celui de M. de la Peyronie, iront toujours d'un pas égal dans la postérité, & feront toujours un égal honneur à Montpellier. Enfin, SIRE, & cette derniere raison est commune à Montpellier & à Paris; une fameuse Ecole de Chirurgie ne sçauroit manquer d'attirer un grand nombre d'Etrangers : qu'on suppose, & ce n'est pas beaucoup, que ce nombre aille à deux ou trois mille par an; qu'on calcule, on verra que l'argent qu'ils porteront à Paris ou à Montpellier, montera à des sommes qui méritent l'attention de chacune des deux Villes; & peut-être celle du Royaume. J'ajouterai une derniere réflexion, c'est que Paris & Montpellier sont également interessées que la Chirurgie y prenne une même face, qu'elle y soit rendue aux honneurs d'un Art scientifique, & qu'elle fasse ainsi une profession liberale, qui offre un moyen d'établissement honnête à une infinité d'enfans de famille, qui, sans cette condition, rougiroient de se devoüer à l'exercice de cet Art.

Voilà, SIRE, les très-humbles représentations que j'ose porter aux pieds du Trône. Elles seront les dernieres. Heureux, si VOTRE MAJESTÉ daigne rendre justice au zéle qui me les inspire; j'ose assurer qu'elle ne partent point de ma passion, mais uniquement de mon amour pour le bien public.

LA MARTINIERE.

ADDITION AU MÉMOIRE.

SIRE,

Quoique les objections que votre Premier Médecin a faites dans son premier Mémoire, m'ayent paru solidement refutées; je crois néanmoins devoir à la défense de ma Cause de refuter encore la replique qu'il a faite dans son second Mémoire. M. Chicoyneau soutient qu'il suit nécessairement de ce que je prête serment entre ses mains, que je suis son inférieur. Je persiste à soutenir à mon tour, que cette conséquence ne sçauroit être juste, à moins qu'il ne soit vrai que la prestation du serment assujettît par sa nature celui qui le prête à celui qui le reçoit. Or j'ose avancer de nouveau, que cette derniere proposition est manifestement fausse, & de plus que la Majesté de Souverain seroit interessée à reprimer la témerité de quiconque l'avanceroit. J'attens une replique solide à cette Réponse, ou sans cela je prendrai droit de m'en prévaloir comme d'une vérité démontrée.

J'avois employé l'exemple du Grand Aumônier qui reçoit le serment des Professeurs-Royaux, & qui néanmoins ne devient pas leur Supérieur par ce serment. A cela M. Chicoyneau répond que c'est en vertu d'une supériorité que le Grand Aumônier a eu autrefois sur les Professeurs du Collége Royal, que ces Professeurs prêtent serment entre ses mains; d'où le Premier Médecin conclut que le droit qu'on a de recevoir le serment, a toujours sa source dans la supériorité de celui qui le reçoit.

Sans m'arrêter à faire voir ce que cette Réponse a de foible, je n'ai qu'à passer à une infinité d'autres exemples où ce que répond M. Chicoyneau ne sçauroit s'appliquer. Entre ces exemples je me contente d'un seul dont M. Chicoyneau a pû être souvent le témoin. Un Chevalier de vos Ordres Militaires ne reçoit-il pas chaque jour, SIRE, le ferment d'un nouveau Chevalier : mais pour cela le nouveau Chevalier devient-il fujet de celui entre les mains de qui il prête fon ferment. M. Chicoyneau invoque un autre principe contre moi, il foutient que je ne peux me prévaloir des exceptions que je pourrois trouver dans quelques exemples : parce que, dit-il, l'affinité des fonctions & la conformité d'objet foumettent néceffairement celui qui prête le ferment à celui qui le reçoit. Ce prétendu principe peut-il tenir contre l'exemple que je viens d'apporter ? Eft-ce que le Chevalier qui prête le ferment & celui qui le reçoit, n'ont pas les mêmes fonctions & le même objet ? Cela eft trop clair pour s'y arrêter davantage. Que M. Chicoyneau me permette d'oppofer aux principes qu'il tâche de faire valoir quelques réflexions un peu plus décifives.

Quand votre Premier Médecin, SIRE, reçoit mon ferment ou celui de tout autre Chirurgien, il a l'honneur de repréfenter VOTRE MAJESTE' ; ce droit de repréfentation eft une prérogative de plus pour fa place. Mais certainement cette prérogative dépend fi peu de la nature de fon Art, que VOTRE MAJESTE' peut comme il lui plaît, en revêtir tout autre. Que cette prérogative qui dépend de la pure volonté de VOTRE MAJESTE', éleve la dignité de fa place fur la mienne ; qu'eft-ce que cela fait à notre conteftation ? Dequoi en effet, s'agit-il entre nous, n'eft-ce pas, non d'une fupériorité d'ordre, mais d'une fupériorité de direction dans les fonctions de mon Art ; fupériorité qui ne pourroit avoir d'autre fondement que dans la nature de l'Art même qui fait l'appanage de celui qui prétend me diriger ? Que M. Chicoyneau prouve donc que la Médecine par fa nature eft fupérieure à la Chirurgie ; & quand il l'aura démontré, qu'il prétende alors au droit de me diriger dans l'exercice de mon Art. Mais en attendant qu'il me permette de ne point trouver la dépendance de la Chirurgie dans une prérogative de pure dignité dont il a plû à VOTRE MAJESTE' d'honorer fa place.

Les mêmes raiſons juſtifieront, SIRE, que M. Chicoyneau eſt auſſi peu fondé, lorſqu'il prétend à cette ſupériorité de direction dont il s'agit uniquement entre nous; parce qu'il eſt d'uſage que différens Officiers de ſanté l'avertiſſent de leur abſence. Mais qui ne voit évidemment que ce n'eſt ici qu'une précaution d'ordre, pour aſſurer ſimplement le ſecours, afin qu'on n'en manque pas au beſoin. M. Chicoyneau nous apprend qu'une des principales fonctions que ſon ferment lui impoſe, eſt de tenir la main à ce que les Officiers qui ſont ſous ſa charge, s'acquittent fidellement de leurs devoirs : Et ſur cela, quels ſont donc ces Officiers, ſe récrie M. Chicoyneau? Qu'il me permette de les lui apprendre en partie. Ce ſont tous les Médecins, qui dans les places ſubalternes, ſeront de ſervice à la Cour. Mais pour cela, il n'eſt pas en droit de diriger leurs fonctions; & s'il ne l'a pas ſur eux, ce droit; pourquoi donc prétendroit-il me diriger dans mes fonctions, quand il ſeroit auſſi vrai que je ſuis ſon Officier, qu'il eſt vrai que je ne le ſuis point?

Je ne parlerois point ici, SIRE, du droit de *Committimus*, ſi j'étois autre choſe que le dépoſitaire des droits de ma place : c'eſt donc, uniquement pour remplir le devoir que cette qualité m'impoſe, que je répondrai à M. Chicoyneau. Que prétend-t'il contre ce droit qu'il lui plaît d'attaquer? Il vous demande, SIRE, de l'ôter, ou de le borner, en déclarant préciſément qu'il n'aura aucun lieu en ce qui regardera l'exercice de la Médecine, & la vente des Drogues. Je ne tronque rien, SIRE, je n'ajoute rien. Mais ſi la limitation propoſée dans la demande alternative qu'il fait, eſt préciſement contenue dans la loi même, que veut-il donc? Or cela, eſt très-certainement; & pour le prouver, je vais pour la ſeconde fois remettre ſous les yeux de VOTRE MAJESTÉ la loi même.

„ Ne pourront ſous prétexte de ladite attribution, les „ Lieutenans du premier Chirurgien du Roi, porter ou „ faire évoquer en la Grand'Chambre du Parlement de

„ Paris ; leurs autres causes, contestations ou affaires
„ personnelles, ou celles qui ne concerneront que la Po-
„ lice ou l'exécution des Statuts, sans aucun rapport à
„ leurs droits & Privileges.

www.ingramcontent.com/pod-product-compliance
Ingram Content Group UK Ltd.
Pitfield, Milton Keynes, MK11 3LW, UK
UKHW022142190726
13855UKWH00003B/1302

9 782013 060585